LE CHOLÉRA

D'APRÈS LE

Dr DON JAIME FERRAN

LA VACCINATION CHOLÉRIQUE

LES DÉLÉGATIONS SCIENTIFIQUES
EN ESPAGNE

PAR LE DOCTEUR DUHOURCAU
MÉDECIN AUX EAUX DE CAUTERETS

Directeur de la *Revue médicale et scientifique d'Hydrologie et de Climatologie pyrénéennes*,
Membre des Sociétés d'hydrologie médicale de Paris et de Madrid,
De la Société française d'otologie et de laryngologie,
De la Société française d'hygiène, de la Société Borda, à Dax,
De la Société des sciences physiques, naturelles et climatologiques de l'Algérie,
Des Sociétés de médecine d'Angers, de Toulouse, etc.,
Lauréat de l'École supérieure de pharmacie de Paris, ex-interne lauréat des hôpitaux
de Paris.

OUVRAGE ORNÉ DU PORTRAIT DU Dr D. J. FERRAN
ET D'UNE PLANCHE REPRÉSENTANT LE **PERONOSPORA FERRANI**

ÉDOUARD PRIVAT, LIBRAIRE-ÉDITEUR
RUE DES TOURNEURS, 45, TOULOUSE.

LIBRAIRIE MÉDICALE ET SCIENTIFIQUE

G. CARRÉ	A. MANCEAUX
112, boulevard Saint-Germain	12, rue des Trois-Têtes
PARIS	BRUXELLES

LE CHOLÉRA

D'APRÈS LE

Dᴿ Dᴏɴ Jᴀɪᴍᴇ FERRAN

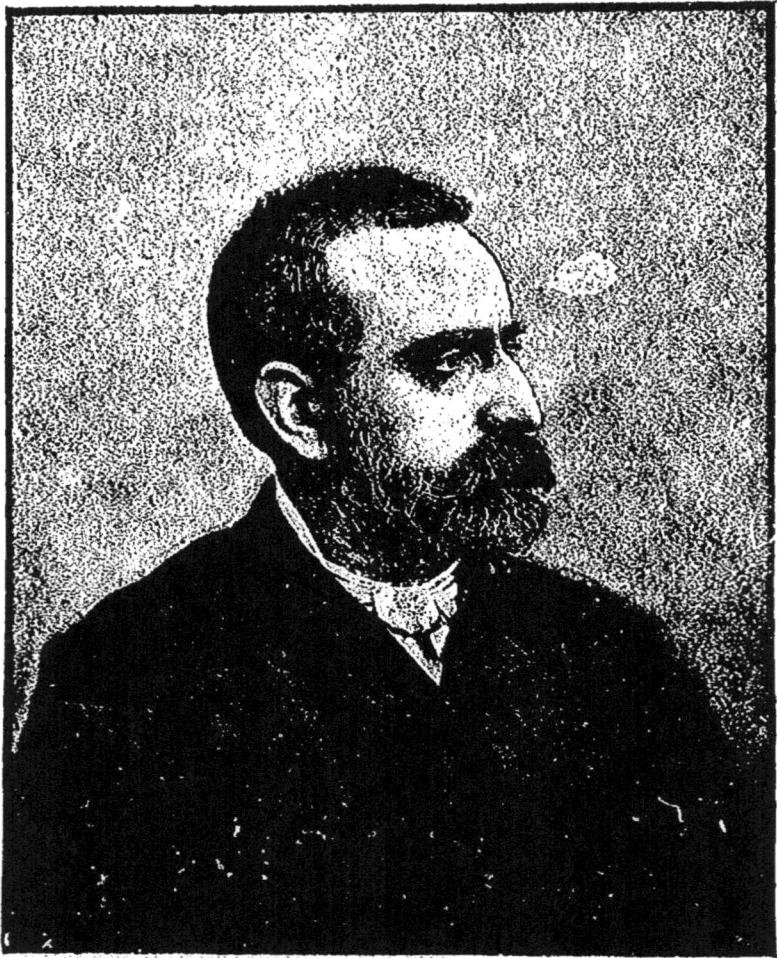

Le Docteur Don Jaime FERRAN
(De Tortosa).

LE CHOLÉRA

D'APRÈS LE

Dr DON JAIME FERRAN

LA VACCINATION CHOLÉRIQUE

LES DÉLÉGATIONS SCIENTIFIQUES

EN ESPAGNE

PAR LE DOCTEUR DUHOURCAU

MÉDECIN AUX EAUX DE CAUTERETS

Directeur de la *Revue médicale et scientifique d'Hydrologie et de Climatologie pyrénéennes*,
Membre des Sociétés d'hydrologie médicale de Paris et de Madrid,
De la Société française d'otologie et de laryngologie,
De la Société française d'hygiène, de la Société Borda, à Dax,
De la Société des sciences physiques, naturelles et climatologiques de l'Algérie,
Des Sociétés de médecine d'Angers, de Toulouse, etc.,
Lauréat de l'École supérieure de pharmacie de Paris, ex-interne lauréat des hôpitaux
de Paris.

OUVRAGE ORNÉ DU PORTRAIT DU Dr D. J. FERRAN
ET D'UNE PLANCHE REPRÉSENTANT LE **PERONOSPORA FERRANI**

ÉDOUARD PRIVAT, LIBRAIRE-ÉDITEUR
RUE DES TOURNEURS, 45, TOULOUSE.

LIBRAIRIE MÉDICALE ET SCIENTIFIQUE

G. CARRÉ   A. MANCEAUX
112, boulevard Saint-Germain   12, rue des Trois-Têtes
PARIS   BRUXELLES

AVANT-PROPOS

L'extension considérable et l'effrayante gravité qu'a prises l'épidémie cholérique qui, depuis plusieurs mois, désole l'Espagne, le bruit qui se fait autour de la méthode préventive découverte par le Dr J. Ferran et propagée par lui avec une foi et une ardeur toutes méridionales, les jugements divers et les plus opposés qui ont été portés sur la vaccination cholérique, sur la *Ferranisation* et son inventeur, et bien d'autres considérations encore, m'engagent à donner une seconde édition considérablement augmentée de ma brochure sur le *Peronospora Ferrani et la vaccination cholérique.*

Une de ces considérations qui m'ont déterminé à cette publication nouvelle, c'est que ma brochure a paru assez intéressante à plusieurs de mes collègues de la presse médicale étrangère pour mériter d'être traduite en leurs langues : c'est ainsi qu'en Portugal la *Coïmbra medica,* en Italie la *Rivista Italiana di Terapia e Igiene*, ont donné la traduction intégrale de mon travail. Je remercie mes aimables et bienveillants confrères, le Dr Giuseppe Galli, de Plaisance, et le Dr Auguste Rocha, de Coïmbre, du flatteux honneur qu'ils m'ont fait en leur qualité de directeurs de ces deux estimables journaux.

Ayant été le premier en France à faire connaître les

1

travaux du médecin de Tortosa, aujourd'hui célèbre dans le monde entier, ayant eu l'avantage d'avoir directement de lui des détails sur sa méthode de culture du vaccin cholérique, sur la façon dont il pratique les inoculations et sur les résultats ou effets qu'elles produisent, je crois devoir aujourd'hui compléter ce que j'ai déjà dit de ses travaux, et consigner ici les événements divers qui les ont suivis. Au moment où sont tant commentées et discutées la découverte du Dr J. Ferran, les conséquences qu'il a cru pouvoir en tirer, et les applications auxquelles elle donne lieu, tant de sa part que de celle de ses collaborateurs, il me paraît bon de résumer ce qui a été écrit à ce sujet, plus particulièrement dans le monde scientifique et médical, et d'exposer impartialement à mes lecteurs l'état actuel de la question.

Et tout d'abord je leur présenterai le modeste médecin de Tortosa, dont le nom est aujourd'hui dans toutes les bouches, et tracerai de lui un portrait dont les lignes seront empruntées aux journaux médicaux espagnols les plus dignes de confiance et d'estime.

Après cela, j'exposerai la méthode entière du Dr J. Ferran, dont on lui reproche, à tort selon moi, de faire un secret, car, dès le mois de janvier dernier, j'ai fait connaître avec détail cette méthode; à ce sujet je publierai quelques lettres inédites que mon savant confrère a bien voulu m'adresser, et des extraits de ses correspondances ou de ses communications aux journaux de son pays. Je ne cacherai pas les critiques auxquelles la découverte et les actes du Dr J. Ferran ont été soumis, du moins celles connues de moi, mais je citerai à côté les réponses qui y ont été faites par le Dr J. Ferran lui-même ou par ses défenseurs.

Plus loin, les statistiques comparatives publiées en Espagne pour établir la valeur préventive de la vaccination cholérique et que j'emprunte aux seuls journaux médicaux dignes de foi, édifieront mes lecteurs sur le véritable sens et la réelle portée qu'il faut attribuer à la vaccination préventive du choléra, à ce que les médecins d'outre-monts appellent déjà la *Ferranisation*.

Enfin, je ne puis m'empêcher de parler du grand débat soulevé par l'envoi auprès du Dr Ferran de missions scientifiques de France ou des autres pays; à ce propos je mettrai sous les yeux de mes lecteurs et autant que possible dans leur intégrité les documents contradictoires qui m'ont paru les plus importants. Chacun pourra juger d'une façon suffisamment éclairée de l'état de la question, lequel pour moi se résume dans ces mots, qui pendant longtemps encore exprimeront la vérité à ce sujet :

« *Adhuc sub judice lis est.* »

Mon unique but en publiant ces pages est d'écrire une histoire impartiale et vraie de la découverte du Dr Ferran et de ses conséquences jusqu'à ce jour.

Cauterets, 25 juillet 1885.

I

Le Docteur Don Jaime Ferran.

Le Dr D. J. Ferran est né à Tortosa (Catalogne), où vit sa famille, et où il exerce la médecine depuis une douzaine d'années. Agé de trente-sept à trente-huit ans et de moyenne taille, il paraît robuste et vif. Sa tête est intelligente et fière : visage pâle, front large entouré de cheveux noirs, au milieu desquels sont parsemées des mèches blanchies avant l'âge; nez aquilin et correct; yeux expressifs entourés de ces cercles bistrés que causent les veilles chez un tempérament bilieux. Le coup d'œil est profond et méditatif, quand ses yeux grands et noirs sont à demi voilés par un léger froncement des sourcils larges et bien arqués; mais quand leur attention est sollicitée, la pupille s'illumine et resplendit. La barbe coupée court rend la physionomie sévère; une large et épaisse moustache semble servir de gardien à la bouche avide de silence et ennemie des paroles inutiles, d'où un contraste frappant avec l'ampleur correcte du pavillon de l'oreille qui recueille les moindres impressions, s..ns que les phrases les plus creuses puissent troubler la placide tranquillité du modeste savant. On peut voir, par la gravure placée en tête de cet ouvrage, combien est exact ce portrait de Don Jaime Ferran, que j'emprunte à la plume élégante du Dr Manuel Tolosa-Latour.

Tout en pratiquant la médecine à Tortosa, où il était chargé du service de l'hôpital, le Dr J. Ferran s'adonnait à la photographie, s'occupait de vaccinations artificielles destinées à com-

battre les maladies parasitaires et microbiennes du bétail, et
faisait en même temps des recherches sur les causes de certaines maladies graves de l'enfance. Depuis l'année 1879, il se
livrait assidûment à des études microbiologiques, et quand il
prit part, l'an dernier, au concours ouvert par l'Académie de
médecine de Madrid, son mémoire sur « l'*Importance du pa-
rasitisme en médecine* » lui valut le premier prix. Son nom
était d'ailleurs honorablement connu déjà par quelques articles publiés dans la *Crònica científica* de Barcelone. Lorsque
éclata le choléra de Marseille et de Toulon, la municipalité de
Barcelone, qui avait pu apprécier, à la suite d'un concours institué à cet effet, les travaux et la compétence du Dr J. Ferran
en fait d'études microbiologiques, le délégua, avec deux de ses
confrères et son collaborateur Pauli, pour aller étudier sur place
l'épidémie qui désolait le sud de la France. C'est là qu'en
travaillant avec les Drs Nicati et Riestch, lesquels tenaient
ses connaissances spéciales en grande estime, c'est là, dis-je,
qu'il acquit la conviction profonde que le *koma-bacille*, découvert par Robert Koch, était bien l'agent infectieux du choléra. Imbu des travaux de Pasteur et de ses élèves sur la vaccination préventive du choléra des poules, du charbon, du
rouget des porcs, de ceux de D. Freire sur la fièvre jaune, et
de leur immense valeur utilitaire et humanitaire à la fois, il
n'eut plus qu'une idée fixe, c'est que le bacille-virgule, qui
pullule dans les déjections des cholériques et entraîne la mort
des malades, pourrait se laisser *domestiquer* dans les liquides
de culture, s'atténuer en un mot et, en donnant toujours une
maladie semblable mais bénigne, procurer une immunité
réelle contre le vrai choléra, même grave. Dès lors Ferran
consacra toute son activité, son énergie et sa patience à poursuivre la solution de ce problème, la découverte de la vaccination cholérique. Et c'est en inoculant à des séries successives d'animaux, cochons d'Inde ou lapins, le virus cholérigène,
qu'il a atténué son influence fatale sur l'organisme vivant, et
atteint le but qu'il poursuivait. Cette découverte a été con-
firmée, en partie du moins, par les micrographes étrangers,

tels que le Dr Van Ermengem, de Bruxelles, et contrôlée par l'Académie royale de médecine de Barcelone d'abord, puis par des Commissions désignées par nombre d'autres Sociétés savantes d'Espagne.

Le Dr Giné y Partagas, professeur à la Faculté de médecine de Barcelone, un de ceux qui ont pu apprécier la valeur scientifique et l'ardeur au travail de Ferran, pendant qu'il faisait ses études médicales, raconte ainsi l'histoire de la découverte de son élève :

« Ferran est bon botaniste, dit-il, et est pleinement convaincu que les scrupules de Koch sont bien fondés, à savoir qu'il existe un vide dans l'histoire naturelle du microbe du choléra; ce vide, il faut le remplir. Procédant comme un *expérimentateur expérimenté*, Ferran s'entoure de tous les moyens de certitude, et dans un milieu complètement libre de préoccupations et d'occasions d'erreur, à Tolosa — il est inutile d'entrer ici dans des détails techniques, — Ferran découvre l'*oogone*, l'*oosphère*, puis le *corps mûriforme*, comment naissent de celui-ci la *spirille* et enfin les *virgules*. Il reste trois heures l'œil fixé sur son microscope; trois heures capables de *glaucomatiser*, de perdre l'œil le plus robuste, sont consacrées sans discontinuer à cette délicate investigation. — Eureka! Eureka! Un côté de la sphère du microbe se fend; un jet de protoplasma s'échappe en forme de fil spiroïde très-délié. — « Voilà la spirille, s'écrie Ferran! » — Pauli accourt : « C'est la spirille, ami, » répète-t-il. — Le ruban de protoplasma se segmente, ce sont les *virgules* de Koch. L'observation est répétée jusqu'à satiété... Ferran a le droit de dire : « J'ai trouvé le cycle complet de la vie du microbe! »

Don J. Ferran, écrit à son tour le Dr M. Tolosa-Latour, ne s'enorgueillit point de son mérite et n'est sensible ni aux éloges ni aux flatteries. En véritable homme de science, il sait douter en toute occasion, mais cherchant toujours à dissiper ses doutes il a, quand il y est parvenu, foi dans ses croyances, et c'est là une condition première pour rendre fructueuse toute investigation.

Ferran a des convictions enracinées; il est tenace dans ses labeurs, mais il ne s'enthousiasme pas facilement; et cependant, sous cette froide sévérité d'un raisonnement préoccupé de la seule recherche du vrai, se cache une imagination puissante et féconde, cette lumière intérieure des artistes et des hommes de génie.

Sa phrase, concise et sobre, fait pénétrer la conviction dans l'esprit de ses auditeurs. « Quand nous étions sous l'effet de son inoculation préventive, écrit encore notre confrère et ami Tolosa-Latour, qui est un des partisans convaincus, *de visu et tactu,* de la réalité de la découverte du Dr Ferran, cette inoculation ayant été faite à titre d'expérience, quand nous étions tracassés par la fièvre de réaction, fatigués par les vomissements, anéantis par les crampes, quand nous éprouvions en un mot tous les symptômes d'un choléra provoqué, nous n'eûmes pas un instant de crainte ni de découragement. Nous avions toujours devant nous Ferran avec son imperceptible sourire affectueux et son regard grave et doux à la fois, qui nous rassurait avec son pronostic : « Tout ceci passera en « quelques heures. »

« En revanche, ce n'est pas sans une certaine émotion que Ferran nous racontait les péripéties de cette nuit, où, à Barcelone, pendant sa période d'essais, il avait bu plusieurs gorgées d'un verre d'eau dans lequel il avait mis une goutte de culture virulente de son microbe. Il eut là comme une agonie passagère, où ce qui le tourmenta le plus fut, non pas la souffrance, mais l'idée de mourir emportant sa découverte. Cela nous rappelait Camoëns pensant à son manuscrit qui allait se noyer dans la mer. »

Quoi que l'on puisse penser de Ferran, de son *Peronospora* et de sa vaccination cholérique, il est un fait consolant, c'est que, grâce à elle et à lui, on a vu l'épidémie s'arrêter subitement dans un faubourg et dans plusieurs autres lieux dès que leurs habitants furent tous inoculés, que presque tous ceux d'entre ces habitants qui ont subi ensuite une attaque de choléra n'en sont pas morts, et que surtout, dans ces lieux du

moins, les malheureux malades ne sont plus abandonnés comme
un objet d'horreur et de crainte. Ces seuls résultats suffiraient
à honorer le modeste médecin de Tortosa.

Et maintenant que l'on connaît l'homme et le médecin dont
les travaux et les actes sont tant discutés aujourd'hui, entrons
en matière et décrivons, par le détail, les recherches qui lui
ont valu une universelle renommée.

II

Morphologie ou description du microbe du choléra,
ou Péronospora Ferrani.

On sait à quelles discussions passionnées a donné lieu l'étude
de l'agent producteur du choléra, les uns admettant définitivement comme tel le bacille-virgule ou le *koma* de Koch, les
autres n'attribuant aucune valeur à la présence d'organismes
microscopiques dans les déjections, le sang ou les tissus des
cholériques : l'origine parasitaire ou microbienne du fléau
indien, malheureusement acclimaté en Europe, est cependant
assez généralement admise. Mais quel est ce parasite? sous
quelles formes se présente-t-il? quelles sont son origine, sa
vie, sa manière d'être? Tout autant de questions encore à
juger et sur lesquelles l'accord est loin d'être fait. Le bacille
en virgule et les spirilles qui lui donnent naissance, signalés
par R. Koch comme l'élément caractéristique et vraiment
producteur du choléra, sont acceptés à ce titre par la plupart
des microbiologistes; mais les remarquables travaux du
Dr J. Ferran auraient fait faire un pas de plus à cette étude
d'histoire naturelle et médicale, en démontrant l'évolution
complète et la nature de l'agent spécifique du choléra.

Dans une série de conférences privées qu'il a données à Barcelone au commencement de cette année, le Dr J. Ferran a
fait connaître ses patientes recherches, les découvertes auxquelles elles l'ont amené et les conséquences qu'il se croit en
droit d'en tirer. Au moyen de cultures et de préparations

microscopiques, il a montré à ses auditeurs l'évolution du parasite cholérigène qu'il a découvert. Le docteur Carreras Sola a résumé ces conférences dans la *Revista de ciencias médicas;* de son côté, le Dr Ricardo Botey en a fait, dans la *Gaceta médica Catalana*, le sujet de plusieurs articles qu'il a accompagnés d'une planche explicative en chromo-lithographie vraiment remarquable. A leur tour, d'autres journaux de médecine espagnols ont reproduit ces données, ou ont résumé d'autres conférences faites sur le même sujet par d'autres confrères : tels sont la *Independencia médica* de Barcelone, la *Crònica médica* de Valence, la *Revista médica* de Séville, la *Medicina contemporanea*, el *Siglo medico*, etc., de Madrid. Avant toute autre revue française, j'ai publié moi-même, dans le *Conseiller médical* de Paris, dans ma *Revue d'hydrologie pyrénéenne*, et enfin dans une brochure plus complète, un compte rendu détaillé des travaux du Dr J. Ferran, que mon distingué confrère a bien voulu compléter lui-même par des correspondances personnelles, dans lesquelles il me donne des renseignements inédits et me tient au courant de ses études et de leur application pratique. On trouvera ces lettres plus loin. Pour le moment, je vais passer d'abord en revue la *morphologie* du parasite du choléra, qui constitue la première partie de la découverte du microbiologiste catalan [1].

1. Pour faciliter à mes lecteurs l'intelligence des travaux du Dr Ferran, dans lesquels se trouvent bien des termes et d'indications techniques, je crois utile de donner ici quelques brièves explications :

« On appelle bacille-virgule ou *bacillus-koma* un élément figuré que le médecin allemand Robert Koch a trouvé dans l'intestin et les déjections des malades atteints de choléra dit *asiatique*. Cet élément, dont le nom exprime suffisamment la forme, a été isolé et cultivé par M. Kock.

« Cultiver un microbe, c'est déposer dans un milieu de nature organique, du bouillon par exemple, dans lequel il se multiplie sous l'influence d'une température maintenue régulière par une étuve chauffée. C'est l'incubation. La culture d'un microbe *par série* consiste à prendre une goutte d'un premier bouillon ense-

Les cultures artificielles de bacilles-virgules, comme les déjections cholériques qui en fournissent la semence première, se recouvrent promptement d'une légère pellicule mycodermique, formée de champignons microscopiques et analogue à ce qu'on appelle la *mère* du vinaigre.

Si l'on fait une culture dans du bouillon ou de la gélatine, les spirilles se montrent. Si de cette culture on les transporte dans du bouillon alcalin stérilisé, on observe de très fines spires, très mobiles, qui se transforment ensuite en filaments

mencé, à la transporter dans un second bouillon, qu'elle ensemencera à son tour, et ainsi de suite. La culture de l'élément figuré ou *microbe* communique la virulence aux bouillons.

« On se sert de très petites quantités de bouillon virulent pour pratiquer des inoculations. Mais on comprend qu'on n'emploie à cet effet que des cultures dont la virulence a été atténuée; sans cela, l'inoculation pourrait être mortelle. On atténue la virulence par divers procédés; le plus simple consiste à préparer longtemps à l'avance les cultures et à ne s'en servir que quand elles sont vieilles de plusieurs semaines ou de plusieurs mois. La culture subit donc une évolution qui modifie d'une manière incessante ses propriétés et son énergie toxique.

« Cette évolution fait de la substance à inoculer une matière très difficile à manier et à connaître. Hier, elle tuait encore les animaux en expérience; demain, pour des causes souvent inconnues, elle aura conservé ou perdu la virulence. Un autre procédé pour atténuer sa virulence consiste à faire chauffer les cultures; un autre, à inoculer la culture très virulente à une espèce animale et à reprendre sur celle-ci le microbe affaibli par son passage à travers un organisme; un autre, à soumettre les cultures à l'action de la chaleur; un autre, à les diluer, etc.

« Pour conserver longtemps un microbe, lorsqu'on veut s'en servir, afin de multiplier les cultures par ensemencement direct, on le place dans un milieu de gélatine. Il y commence une multiplication limitée et qui devient visible sous forme de petits noyaux disséminés çà et là, dans la masse, et qu'on nomme des *colonies*.

« On pratique d'ordinaire les inoculations avec la seringue graduée, dite *seringue de Pravaz*, laquelle est terminée par un tube effilé qui s'enfonce aisément sous la peau.

L'*hypothermie* est l'état dans lequel la température du corps s'abaisse au-dessous du degré normal, qui oscille entre + 36° 1/2 et 37° 1/2; l'*hyperthermie* est l'état dans lequel la température flexueux, mais procédant toujours du microbe décrit par Koch, car il suffit de les placer dans de la gélatine pour qu'ils se changent en bacilles-komas ou bacilles-virgules.

Quand on examine une goutte de gélatine liquéfiée prise au fond du cône formé dans le tube de culture par la colonie du bacille, on observe que certaines spirilles ont une petite sphère à une de leurs extrémités, et ce fait se voit bien mieux dans la culture du bouillon [1]. Il est dû à la concentration de l'activité nutritive en ce point de la spire ou du filament où

s'élève au-dessus de la normale. Une température de + 39° ou de + 40° chez l'homme indique une fièvre intense.

« On appelle *hématies* les globules rouges du sang, et *hémoglobine* la substance qui les colore et en est la partie essentielle.

« Vacciner un individu, c'est introduire dans son organisme une substance dont on ignore la nature, qui met à l'abri, momentanément, pour un temps limité ou pour toujours, d'une maladie déterminée.

« Le vaccin est l'antidote physiologique, le contre-poison prévoyant d'une maladie que l'on est susceptible de contracter.

« On ne connaît, jusqu'ici, qu'un seul vaccin : le vaccin antivarioleux ou contre la petite vérole.

« On appelle improprement *vaccin* les virus atténués, et *vaccination* les inoculations de ces virus. Le vaccin antivarioleux n'est point un diminutif de la variole; la vaccine est une maladie toujours bénigne; la variole est une maladie toujours sérieuse, grave, trop souvent mortelle. Ainsi, lorsqu'on vaccine un enfant, on lui donne une maladie particulière : la vaccine; mais on ne lui inocule pas la variole, et l'immense avantage de la découverte du vaccin réside précisément dans cette propriété qu'il possède de défendre sans danger contre une maladie dont il n'est point dérivé. »

1. Le bouillon gras est une des substances les plus propres à la culture du bacille. C'est ce qui explique, ainsi que le fait ressortir M. le Dr Viaud-Grand-Marais, professeur à l'École de médecine de Nantes, dans sa *Causerie sur le Choléra* (Nantes, 1885), que le professeur Semmola, pour traiter les cholériques, insiste sur la diète absolue, surtout *sur l'abstinence du bouillon gras.* Son expérience personnelle, celle de tout le corps sanitaire de la Croix-Blanche et celle de plusieurs médecins de Nantes, dans la dernière épidémie, *ont péremptoirement démontré que cinq à six cuillerées de bouillon administrées précocement ont quelque·*

se forme la sphère, qui va croissant jusqu'à atteindre le volume d'une hématie, c'est-à-dire d'un globule de sang. Cette sphère, ou *oogone,* est remplie par un liquide protoplasmique de réfringence sensiblement égale dans toute sa surface et de couleur bleu-verdâtre très claire. Plus tard ce protoplasma se rétracte, et laisse une partie de la sphère vide; on peut alors observer une enveloppe hyaline (*périplasme*), qui complète la sphère dans la partie non occupée par la matière de l'oogone transformée en *oosphère.* Ce périplasme est extrêmement diaphane.

La partie qui est en relation avec le filament de la spirille est la plus opaque de la sphère et douée de mouvements peu perceptibles. En ce point se fait un travail de segmentation qui finit par produire des granulations très visibles.

Sur ce même filament, où a pris naissance l'oogone, apparaît parfois, tout près de lui, une autre petite sphère qui n'atteint jamais le même développement, et qui sans doute constitue le *pollinide* ou organe mâle destiné à féconder l'oogone.

Avec un peu d'attention, on voit après un certain temps le *périplasme hyalin* se rompre après la fécondation. Alors disparaissent comme par enchantement les parois de la vésicule, et il reste les *granulations* nageant dans le liquide de culture.

L'évolution des éléments qui résultent de la segmentation de l'*oosphère* est la suivante : avant la rupture on observe une des granulations qui mesure de 4 à 5 millièmes de millimètre; les autres varient de ce diamètre à 0,5 millièmes de milimètre. Des granulations placées dans un milieu favorable, les unes vont croissant jusqu'à acquérir le diamètre d'un globule rouge du sang, et se convertissent en un corps mûri-

fois suffi pour ramener l'algidité et l'asphyxie, qui avaient cédé la place à une réaction salutaire.

Quoique le savant professeur de Naples soit un adversaire de la théorie du microbe, dirai-je avec mon distingué confrère nantais, ne lui fournit-il pas des armes dans cette observation purement clinique?

forme; d'autres paraissent stériles, prennent des proportions colossales, leur masse conservant toujours l'homogénéité qui, au début, est commune à toutes.

Les granulations fécondes, à mesure qu'elles croissent, prennent un aspect mamelonné, comme si elles contenaient de nombreux noyaux ou coccus.

Si l'on observe avec beaucoup d'attention, on remarque que d'un des points de la sphère est lancé avec une certaine force un filament très ténu et long, vert clair, de 0,5 millièmes de millimètre d'épaisseur; souvent deux filaments émergent à la fois. La partie la plus voisine de la sphère est presque invisible, à cause de sa transparence et de sa couleur; mais, à mesure qu'on s'en éloigne, le protoplasma devient plus évident, parce qu'il grossit et se densifie par une nutrition plus active. Au moment d'être séparé, il apparaît peu fluxueux, mais on voit bientôt s'accuser le zigzag caractéristique de la spirille; si on recultive celle-ci, elle donne lieu, en se divisant, par scissiparité, à toutes les formes décrites par Koch.

Voici donc tout le cycle évolutif : spirilles, oogones et oosphères, granulations, corps mûriformes, et, de nouveau, spirilles naissant de ces corps mûriformes pour répéter cette évolution. Il y a de plus la génération scissipare.

En outre de la forme spiroïde, on observe la forme filamenteuse, ou simplement flexueuse; mais, dans la première culture d'une série faite dans un milieu liquide, en partant des colonies procédant directement du koma des déjections d'un cholérique, dominent les spiriles extrêmement fines.

A mesure qu'on avance dans la série, le nombre des filaments flexueux prédomine sur ceux à forme spiroïde primitive.

Le fait que les spires les plus fines sont celles qui procèdent directement des corps mûriformes ou de la génération qui les suit, rapproché d'un autre fait analogue offert par la semence provenant des déjections, autorise à penser que l'*agent primitif de l'infection cholérique* chez l'homme n'est pas le bacille-virgule, mais plutôt les *petits œufs mûriformes* procédant de l'oosphère, petits œufs qui, comme on sait, sont contenus dans une enveloppe épaisse et suffisamment résistante pour les protéger contre l'action du suc gastrique : leur rapidité de reproduction est si effrayante qu'une goutte de culture suffit pour infester en six heures un litre de bouillon maintenu à la température de 37° centigrades.

L'enveloppe de l'œuf spirifère s'aplatit à mesure que s'évacue son contenu, et finalement elle se déchire sur ses bords, se segmente et s'agrandit considérablement, en constituant une espèce de plaque amyloïde de couleur perlée et à bords irrégulièrement déchiquetés.

Le Dr Ferran a fait encore une découverte de haute importance, à savoir que les corps mûriformes se développent même dans les milieux acides ; par conséquent, l'acidité du suc gastrique ne s'oppose pas à ce qu'ils parviennent vivants dans l'intestin, comme cela doit arriver pour les formes bacillaires, qui offrent au contraire une très faible résistance aux milieux doués de cette réaction.

La génération par *oosphères* peut avoir lieu aussi bien pour les spirilles que pour les bacilles.

Pour que chacun puisse vérifier l'exactitude des observations du Dr Ferran, je donne ici la technique qu'il a suivie.

Le meilleur milieu de culture est le bouillon de viande très nutritif, stérilisé et additionné d'un peu de bile humaine ou de porc, et alcalinisé avec de la soude caustique. La sixième partie seulement du matras doit en être remplie. On l'ensemence et on le tient à la température de 37° centigrades.

Quand le bouillon paraît trouble, on le laisse en incubation deux heures encore, puis on y ajoute, avec toutes les précautions voulues, une quantité égale de bouillon parfaitement stérilisé et préparé comme le premier ; on le maintient dans un endroit frais, à 15° degrés centigrades, en ayant soin de neutraliser la réaction franchement acide que la vie du microbe communique au liquide. Dans ces conditions, il arrive que la génération scissipare se modère considérablement, et, grâce aux éléments nutritifs contenus dans le milieu, les filaments existants se fortifient et donnent plus facilement nais-

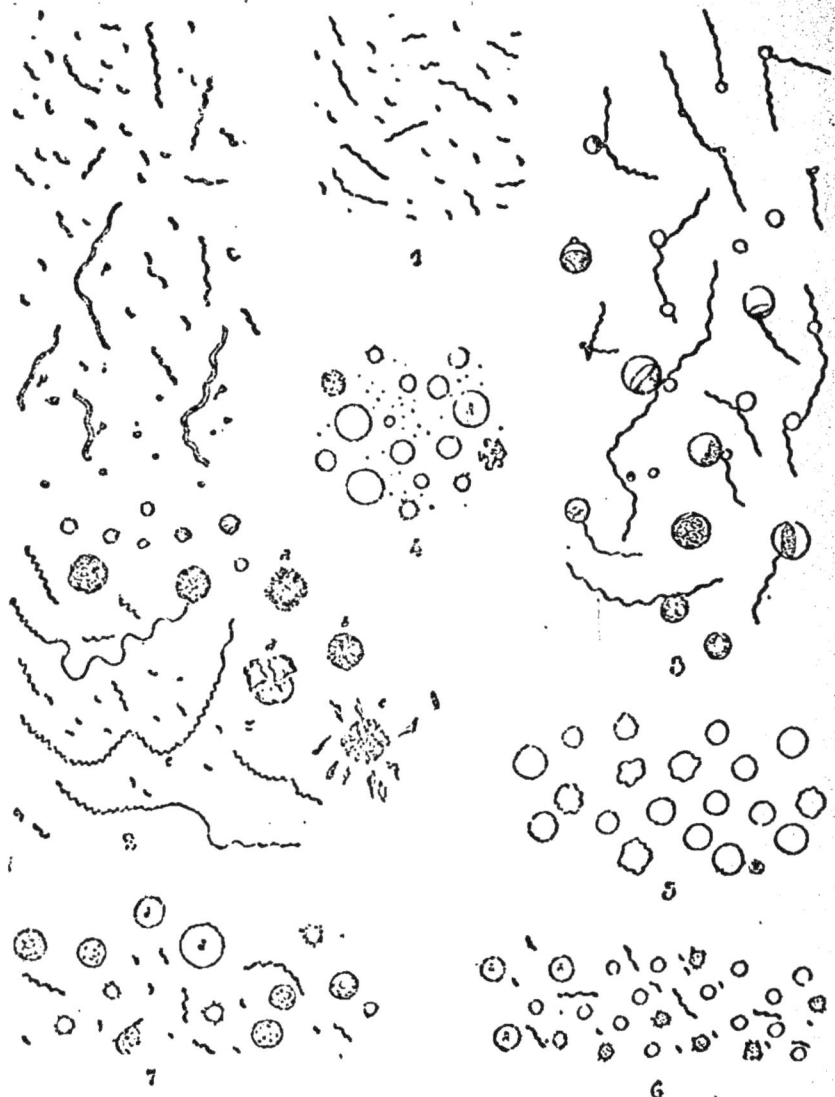

EXPLICATION DE LA PLANCHE

Fig. 1. — Microbe du choléra : bacille-virgule ou koma, et spirilles, formes découvertes par R. Koch.

Fig. 2. — Virgules et spirilles ; dans l'axe du thalle de ces dernières apparaissent des spores brillantes, placées à certaine distance les unes des autres, ce qui rappelle l'aspect de la bactéridie en sporulation. Ces spores, devenues libres dans un milieu suffisamment nutritif, acquièrent un diamètre double de celui d'un globule rouge du sang, puis elles prennent un aspect tubéreux, mamelonné. Arrivées à la maturité, elles lancent un long filament, très délié, de protoplasma, qui, sous l'œil de l'observateur, se convertit en spire et se détache de l'œuf ou corps mûriforme qui l'a engendré. Ces spirilles se conduisent absolument en tout point comme le koma provenant des déjections cholériques.

Fig. 3. — Ici se montrent les formes décrites sous les noms d'oogones et oosphères. Le protoplasma de ces sphères hyalines, dont le rôle physiologique n'est pas connu, se segmente. Dans quelques-unes de ces sphères, on le voit se convertir en granulations qui restent dans le liquide quand le périplasme se rompt ; celui-ci, au contraire, s'y dissout quelquefois instantanément dès sa rupture.

Fig. 4. — Komas, spores et disques (*a*) de différents diamètres, de nature inconnue.

Fig. 5. — Aspect du sang normal du lapin, par comparaison avec la figure suivante.

Fig. 6. — Bacilles-virgules, spirilles, disques (*a*) et globules de sang du lapin réduits à la moitié de leur diamètre normal et mis en mouvement par les spirilles qui se heurtent contre eux.

Fig. 7. — Mêmes éléments, et, en outre, sphères pleines de coccus.

sance à de nombreux oogones, qui parcourent le cercle sans s'arrêter, à moins qu'avant d'arriver à la dernière phase le bouillon ne se trouve trop appauvri en principes assimilables et nourrissants.

Si l'on faisait l'incubation à une température relativement élevée, la reproduction scissipare serait si active que, bien avant que pussent naître les oogones, elle aurait épuisé tous les matériaux nutritifs du milieu.

Il en est de même dans la nature, bien que les choses se passent différemment. Le microphyte ou champignon microscopique végète sans doute dans la terre humide, dans la boue et au milieu des végétations cryptogamiques des bords et du fond des étangs et des ruisseaux. En premier lieu, ce milieu étant immensément étendu, et aussi parce qu'il se renouvelle constamment, il reste toujours à la plante en question assez d'oxygène et de matières organiques pour soutenir sa vie. Par ailleurs, ses produits de dénutrition se diluant extraordinairement, elle n'est pas gênée par ces déchets, qui autrement s'opposeraient de force à son évolution.

Placé dans ces conditions, tant que la température n'est pas trop basse, le microphyte peut en quelques heures donner naissance à un nombre infini d'oosphères pleines de granulations morbifiques, viruligènes, si petites à leur début qu'elles passent à travers des filtres en biscuit de porcelaine quand ceux-ci sont neufs, c'est-à-dire ne sont pas bouchés, et qu'ils fonctionnent sous la pression d'une colonne d'eau de dix mètres de hauteur.

Deux gouttes d'une culture filtrée avec un de ces appareils infestent en quarante-huit heures un tube de bouillon soumis à la température de 37° centigrades, en donnant naissance aux spirilles caractéristiques.

L'influence des basses températures paralyse le travail de segmentation; mais quant aux spires ou aux filaments déjà formés, comme ils continuent à se nourrir, ils engendrent des oogones qui, même à ces températures, se convertissent en oosphères avec granulations, celles-ci se transformant ensuite

2

en corps mûriformes virguligènes qui complètent de la sorte le cercle évolutif.

Cette découverte du Dr Ferran est d'une importance majeure, parce qu'elle vient expliquer bien des faits qu'on ne pouvait éclaircir, et qui même étaient en contradiction avec les théories de Koch.

Après tout ce qu'on vient de lire, il est impossible de considérer ces évolutions comme de simples aberrations de développement, ou comme des difformités dues à l'influence du milieu ou de la température : cette évolution est trop constante et suit une courbe régulière bien déterminée. Moins encore peut-on l'attribuer à des cultures impures, parce qu'on n'observerait pas cette constance dans l'évolution ; il suffit, d'ailleurs, de placer le parasite, pris dans un quelconque de ces états, dans de la gélatine, pour que se développent les formes typiques en koma, sans qu'on rencontre absolument aucun autre microbe altérant la pureté de la culture.

Dans quel groupe doit donc être placé ce parasite ?

Si l'on considère sa forme en koma-virgule, il devrait être compris dans les *bactériacées ;* mais par les caractères de ses formes adultes qui sont les plus importantes, on doit plutôt, d'après le Dr Ferran, le placer dans le groupe des *péronosporées ;* et, en l'honneur de la ville de Barcelone, qui l'a commissionné pour étudier le choléra dans le sud de la France, le Dr Ferran lui a donné le nom de *Peronospora Barcinonæ.* Mais les médecins de la Catalogne, justement fiers et honorés de la découverte due à leur savant et modeste confrère, l'ont désigné, d'un commun accord, sous celui de *Peronospora Ferrani,* lequel lui restera, car c'est le Dr Ferran qui, le premier, a découvert l'importante évolution du parasite, cause du choléra asiatique, ou plus simplement du choléra.

Cependant des critiques ont été adressées au Dr Ferran et à moi-même relativement à la classification du microbe cholérigène parmi les *Peronospora.* C'est ainsi que M. le Dr Guignard, professeur de botanique à la Faculté de Lyon, trouve que l'évolution du microbe décrite par le Dr Ferran ne corres-

pond pas à ce que l'on connaît aujourd'hui du développement
des organismes inférieurs, que ce microbe soit classé dans les
schizomycètes, comme dans les *peronosporées.* Aussi est-il
convaincu que J. Ferran a observé des organismes ou éléments
complètement différents, sans relations déterminées entre eux,
et cela avec des procédés techniques défectueux ou insuffisants.

A toutes ces critiques, anciennes ou nouvelles, le Dr J. Ferran a répondu par une note insérée dans la *Revista de cien-
cas médicas,* du 25 février, et que je traduis ici presque dans
son entier :

« Pour tranquilliser ceux qui pourraient hésiter à admettre
parmi les champignons un organisme doué de couleur verte,
dit-il, nous ferons remarquer d'abord que nous n'avons jamais
affirmé que ce pigment était dû à de la chlorophylle; en outre,
nous avons peu souci qu'on le place ici ou là dans les classifications des thallophytes. Nous avons vu si évidemment que
pour une bactériacée ce microbe avait des caractères trop
nombreux et tranchés, que nous nous somme cru autorisé à le
placer ailleurs, et cela tout en reconnaissant qu'il lui manque
en réalité quelques caractères des *Peronospora;* nous ne dé-
sespérons pas cependant de voir de nouvelles recherches venir
éclaircir ce point de systématisation dans un sens favorable à
notre idée, laquelle d'ailleurs n'a pas grand intérêt aujour-
d'hui que l'importance pathogénique des microbes absorbe
avec raison l'attention des cliniciens et des micrologues.
D'ailleurs, les botanistes les plus éminents, Cohn, Sachs, Nœ-
geli, van Tieghem, ne sont pas d'accord en matière de classification, et ce défaut d'entente en taxonomie cryptogamique
ne disparaîtra, croyons-nous, que quand les classifications re-
poseront sur des monographies complètes de chacun ou de la
plupart des individus composant cette vaste flore. Si cette
opinion n'est pas fondée pour justifier notre conduite, quiconque a étudié la microbiologie peut le savoir; ainsi pensent
d'ailleurs d'illustres microbiologistes, à preuve ce qu'a écrit
Duclaux dans son ouvrage : *Ferments et maladies.* »

Ici le Dr Ferran transcrit dans son texte français une page de ce savant auteur, concluant à la non-valeur des efforts tentés jusqu'à ce jour pour la classification des microbes. « Cohn, « dit-il, a fait sous ce point de vue les tentatives les plus heu- « reuses, mais sans même approcher, croyons-nous, nulle part de la vérité. » Ayant ainsi rendu satisfaction à l'avance à tous les taxonomes qui liront ses travaux, le Dr J. Ferran les invite à le seconder dans le laboratoire, afin d'éclaircir les multiples secrets que renferme encore le parasite supposé du choléra.

III

*Propriétés nosogènes ou morbifiques, et action préventive
du Peronospora Ferrani.*

Voyons maintenant quels sont les phénomènes morbides développés par le microbe cholérigène dans l'économie animale,
et quelles conséquences on peut en déduire en vue d'une médecine préventive du choléra.

Si l'on injecte une culture du *Peronospora*, pris à une certaine phase de son évolution morphologique, sous la peau de
cochons d'Inde, à la dose de deux centimètres cubes, le point
qui a reçu l'injection s'engorge, devient chaud et en même
temps douloureux. La température générale s'élève durant les
premiers moments, et bientôt elle s'abaisse rapidement jusqu'à
descendre à 4 ou 6 degrés au-dessous de la normale, qui est
chez ces animaux de 40° c. dans le rectum, à quatre centimètres de profondeur.

Au bout d'une heure, le cobaye s'attriste, reste indifférent
devant sa nourriture; son poil se hérisse, il pousse de petits
cris plaintifs, surtout si on le touche sur le point engorgé et
qu'on l'oblige à marcher. Il a de légers tremblements; dans
les derniers moments, il rend par la bouche un liquide verdâ-
tre; il finit par tomber sur le côté, et la mort arrive sans autre phénomène que de légères convulsions dans les membres.

L'autopsie révèle l'existence d'une phlegmasie ou inflammation locale, d'autant moins intense que la mort survient plus
rapidement. Dans le sang on rencontre des granulations ver-

dâtres, peu colorées comme celles contenues dans les oosphères, et si l'on en met quelques-unes en culture, on obtient les
formes que nous avons décrites. Dans quelques organes se présentent des lésions de moindre importance.

L'injection de ce liquide de culture dans l'intestin des cobayes ne produit rien ; mais voici un des effets de la pullulation dans le sang du parasite cholérigène inoculé.

En observant les tissus voisins des points d'inoculations
pratiquées sur des cobayes sacrifiés dans ce but, le Dr Ferran
a constaté la présence : 1º de spirilles, de komas et de spores ;
2º d'hématies (ou globules de sang) réduites à la moitié de leur
diamètre normal et mises en mouvement par les spirilles qui
les choquent ; 3º des disques des différents diamètres dont il
ignore encore la nature et l'origine ; 4º des sphères pleines de
coccus.

« La différence, écrit-il, entre les hématies pathologiques
et les hématies normales est si profonde et leur ressemblance
avec les petits corps mûriformes non différenciés si frappante,
qu'au début nous les avons crues une seule et même chose,
comme nous croyions aussi que les sphères pleines de coccus
représentaient, dans les milieux vivants, l'oosphère née dans
les cultures de bouillon.

« La *microglobulie,* ou rapetissement des globules du sang,
produite par cet agent vivant est si considérable qu'en bien
des cas il ne reste pas une seule hématie saine. Dans le sang
de l'homme qui, à la suite d'inoculations préventives très virulentes, a éprouvé des symptômes généraux, on note aussi
de lamicroglobulie et de plus la présence d'innombrables coccus ; la différence entre cette microglobulie et celle constatée
chez le lapin consiste seulement en ce que chez l'homme l'altération ne porte pas sur toutes les hématies, sans doute parce
que l'intoxication n'atteint pas son plus haut degré...

« Nous avons annoncé que l'étude de l'influence de certains
médicaments sur le développement du bacille-koma nous avait
fait voir que la généralité des alcaloïdes introduits dans le
bouillon à des doses relativement supérieures à celles que peut

tolérer l'homme, constituaient de véritables engrais. Cette étude, répétée devant la Commission de l'Académie royale de médecine nommée pour contrôler nos travaux, nous a montré que la *calabarine* détermine la maturation rapide des spores : quand on l'emploie, on obtient en quarante-huit heures une maturation qui auparavant exigeait plusieurs jours.....

« A mesure que nous avons appris à connaître la force et les effets du virus cholérigène cultivé, nous avons augmenté sa graduation jusqu'à obtenir chez l'homme le tableau symptomatique du choléra confirmé : algidité marmoréenne, lipothymies ou défaillances, vomissements, crampes, déjections liquides sans arriver à la véritable diarrhée et à la réaction fébrile marquée; en outre, symptômes inflammatoires locaux déjà décrits. Ce syndrome disparaît spontanément dans les trente-six heures. En présence de tout cela et des relations que publieront les médecins qui se sont soumis à cette épreuve, Gibbs et Klebs oseront-ils encore refuser à ce microbe le rôle d'agent cholérigène ?

« La vaccination par atténuations graduelles détermine un malaise local sans aucune réaction à distance : on peut affirmer qu'elle offre moins de danger et d'ennui que la vaccination variolique.....

« Il est donc, conclut le docteur J. Ferran, hors de discussion que le *Peronospora Barcinonæ* (ou *Peronospora Ferrani*) peut être le véritable agent vivant du choléra, puisqu'il est capable de le provoquer expérimentalement chez l'homme. Cette preuve qui manquait au docteur R. Koch pour donner à sa découverte [1] toute la valeur qu'elle a en réalité, cette

---

1. S'il faut en croire les médecins anglais, le Dr R. Koch n'aurait pas le mérite de la découverte du bacille-virgule comme agent infectieux du choléra. Dans la séance du 11 mars dernier, tenue par la Société royale de microscopie de Londres, M. F. Fowke a revendiqué, pour MM. Brittan et Swayne, l'honneur d'avoir décrit, il y a trente-six ans, un microbe identique à celui de Koch et trouvé par eux dans les selles et les matières vomies de plusieurs cholériques. Une description détaillée en a été donnée dans le *Provincial Medical and Surgical Journal* (année 1849),

preuve existe donc aujourd'hui, grâce au résultat obtenu dans les dernie. es expériences pratiquées en présence des membres de la Commission académique qui, comme nous l'avons dit, doit émettre son avis sur ce point particulier. »

La différence entre le tableau du choléra, qui abaisse la température, et le syndrôme obtenu par l'injection sous-cutanée du liquide de culture du *Peronospora* pourrait faire douter de la nature des symptômes présentés par les cobayes inoculés. Aussi le Dr Ferran s'est-il efforcé d'éloigner ce soupçon et de faire disparaître les doutes. Il explique l'élévation de la température générale après l'injection sous-cutanée, au moyen de sa théorie de la *thermogénèse par les diastases et les ptomaïnes.*

Ces deux produits engendrés par le parasite ont une action complètement opposée. Les diastases augmentent les oxydations ou combustions intérieures; les ptomaïnes, au contraire, les empêchent.

Quand les parasites existent dans l'intestin, les ptomaïnes sont absorbées en grande partie, et agissent en abaissant la

et le microbe-virgule des auteurs anglais ressemble certainement, assure le Dr Keser dans sa correspondance à la *Semaine médicale*, et d'une manière frappante, à celui de R. Koch. Il n'y aurait donc de nouveau, dans les descriptions données du parasite cholérigène, que les faits découverts par le Dr J. Ferran.

Quelques-uns de ces faits avaient été déjà aperçus, mais non publiés, par un médecin distingué de la marine française, M. le Dr Blanchon, aujourd'hui médecin à Blois. En 1865, pendant l'épidémie qui régna à Alexandrie, et où il essaya avec grand succès le traitement du choléra par le bichlorure de mercure, le Dr Th. Blanchon, en examinant au microscope les selles de ses cholériques, y constata la présence d'organismes microscopiques qui, au milieu de cellules épithéliales, etc., ressemblaient à s'y méprendre aux spirilles de Koch, aux oogones et oosphères de Ferran, et même aux spirilles avec spores de ce dernier. J'ai vu à Blois, au mois de mai, ces dessins à la plume faits par le Dr Blanchon, il y a déjà vingt ans, et sur lesquels je signalai à leur auteur des formes exactement semblables à celles que le Dr J. Ferran a décrites et dessinées de sa main dans la première lettre qu'il m'avait adressée de Barcelone. (V. pl. l.)

température; tandis que les diastases servent à digérer les épithéliums, ou sont éliminées en grande partie, une petite quantité simplement en étant absorbée. Mais dans le cas d'injection sous-cutanée, les diastases sont absorbées intégralement parce qu'elles n'ont pas de porte de sortie, et dès lors la température s'élève.

Quoi qu'il en soit, il est certain que l'animal auquel on fait une injection, s'il ne meurt pas, demeure vacciné, car, quand on renouvelle ces injections, rien de nouveau ne se produit sur lui. Le docteur Ferran l'a constaté chez un grand nombre de cobayes.

Par ailleurs, cette vaccination est applicable à l'homme, qui la supporte fort bien. Dans la liste des personnes vaccinées par le Dr Ferran, à commencer par lui et par son jeune et ardent collaborateur, l'ingénieur Pauli, figurent des premiers les docteurs Amalio Gimeno, Colvée, Garin, et plusieurs membres de sa famille.

Pour pratiquer cette vaccination ou inoculation préventive contre le choléra chez les hommes, on injecte dans le tissu cellulaire sous-cutané une certaine quantité de culture *ad hoc* du microbe spécifique; il suffit de deux divisions de la seringue hypodermique ordinaire, qui contient en tout un gramme de liquide.

Tout d'abord se fait sentir une légère cuisson, qui disparait bien vite; deux heures, ou au plus tard quatre heures après, apparaît une petite rougeur au point correspondant à la piqûre, et tout autour se montre un gonflement assez étendu.

La température locale s'élève, et les mouvements deviennent douloureux. Ces phénomènes se maintiennent à leur maximum pendant six heures, mais toute gêne disparaît bientôt, et le jour suivant on ne ressent plus qu'une légère sensibilité à la pression. Au bout de trois à quatre jours il ne reste qu'un petit point rouge indiquant le lieu où a été faite l'inoculation.

La preuve que cette opération donne au moins une certaine immunité, c'est que si l'on renouvelle la vaccination sur la même personne dans n'importe quel autre point du tissu cellulaire, il ne se présente plus aucun phénomène de réaction.

Depuis que ces lignes ont été livrées une première fois à la publicité, d'autres courageux médecins de Catalogne se sont volontairement soumis à la vaccination cholérique. Le Dr P. Sereñana a rendu compte, dans la *Independencia Medica*, de ces essais, des symptômes pathologiques qu'a déterminés chez lui et chez son confrère, le Dr Eug. Jaques, l'inoculation cholérique pratiquée sur eux par le Dr Ferran. Neuf jours après, tous deux se sont soumis à une réinoculation du microbe, laquelle n'a produit chez eux qu'un résultat complètement négatif : le même jour, une première inoculation pratiquée avec le virus de la même culture, chez les Drs Pelegrin Giralt, Ign. Llorens Gallart, Ag. Farriols Anglada et Quirico Espalader, détermina chez eux un ensemble de symptômes morbides si intense, que, n'eût été l'assurance à eux donnée par le Dr J. Ferran que ces symptômes vraiment alarmants se dissiperaient dans les quarante-huit heures, ces médecins auraient eu recours à la thérapeutique spécifique du choléra. Aussi, considérant que ce mode d'inoculation massive (à 1 cent. c.) pourrait, chez des sujets doués d'une grande réceptivité, déterminer une infection mortelle, le Dr J. Ferran a-t-il, depuis, recours à l'inoculation *graduelle;* celle-ci a l'avantage de ne produire aucun phénomène général, mais simplement une légère douleur dans la région inoculée, et de mettre à l'abri de tout danger les sujets les plus susceptibles [1].

1. C'est par centaines que se comptent aujourd'hui les médecins espagnols s'étant soumis à la vaccination préventive du choléra; la désolante épidémie qui s'est développée avec tant de rapidité et parfois une rigueur épouvantable sur leur malheureux pays ne leur a que trop fourni l'occasion de juger sa valeur préservatrice; eux-mêmes ont été un des meilleurs exemples à ce sujet, car les deux seuls médecins de Valence, qui, à l'heure où j'écris, ont été victimes du choléra, avaient refusé de recourir à la vaccination cholérique. C'est sur eux également qu'ils ont pu étudier les effets de cette inoculation. Ceux-ci sont loin d'être les mêmes chez tous les individus vaccinés; aussi, le Dr Campa, dans

Comme on le voit, cette opération est pour ainsi dire inoffensive, et ne cause aucun préjudice à la santé générale.

S'il se confirme que les individus vaccinés de cette manière restent indemnes et jouissent d'une immunité réelle contre le choléra, la médecine posséderait un moyen prophylactique de premier ordre et d'une application très simple et facile. Les épidémies de choléra disparaîtraient de l'Europe, car il serait aisé de vacciner bien vite toutes les personnes habitant un lieu contaminé; on pourrait au besoin déclarer la vaccine obligatoire, et on arrêterait ainsi promptement les progrès du mal, en l'empêchant de se propager dans le voisinage.

La science serait redevable de ce fait au Dr Ferran. Sa découverte de la vaccination cholérique pourrait servir aussi pour d'autres maladies dont le parasite est analogue à celui du choléra. Les travaux du Dr Domingos Freire sur la fièvre jaune, dont l'agent spécifique serait aussi un *Peronospora* (*P. lutea*), et dont il répand en ce moment la vaccination préventive au Brésil, autorisent ces espérances.

De même du *Peronospora infestans*, qui, d'après la communication faite par le Dr J.-L. Jensen au Congrès de Copenhague, serait l'agent producteur des fièvres intermittentes. Se développant bien à la température normale du corps, ce champignon est tué d'autant plus vite que la température du milieu s'élève davantage au-dessus de 40° centigrades; la fièvre qu'il produit est donc la cause même de sa destruction. Mais comme quelques spores survivent presque toujours, elles se développent dans l'intervalle des accès, et quand elles sont suffisamment multipliées, elles en provoquent un nouveau, bientôt

la *Cronica médica*, de Valence (5 juillet 1885), a-t-il pu les grouper en trois catégories, suivant les caractères de ces phénomènes consécutifs. Il place dans un premier groupe ceux chez lesquels n'apparaissent que des symptômes locaux; dans un second, ceux qui présentent, en outre, quelques symptômes légers, non alarmants; dans un troisième groupe, enfin, ceux chez lesquels les symptômes généraux présentent une intensité simulant exactement le syndrôme cholérique.

suivi d'une période apyrétique. Ainsi s'expliqueraient la périodicité de la fièvre et la durée presque égale des périodes.

Tels sont, résumés d'après nos confrères espagnols, et en particulier d'après le Dr Carreras Sola, les récents travaux du Dr Ferran et les précieux résultats qu'on peut en attendre, et ce ne seront pas les derniers dus aux actives recherches du micrologiste de Tortosa : le microbe du paludisme lui aurait aussi livré ses secrets.

Excité par ces succès, qui honorent l'Espagne, le Dr Colvée, un de ceux qui ont suivi de plus près les investigations du Dr Ferran, et qui s'y est même un peu mêlé, a voulu voir si on ne pourrait pas découvrir les phases morphologiques de quelque autre microbe, et il a étudié dans ce sens le *bacille de la tuberculose*. Le Dr Colvée croit l'avoir saisi et suivi dans les diverses périodes de son développement, et il prépare un Mémoire dans lequel il fera connaître au monde savant les résultats auxquels il est parvenu.

Espérons que leurs conséquences seront aussi fertiles pour le bien de l'humanité, que promettent de l'être celles de la découverte de la vaccination cholérique proposée par le Dr Ferran !

IV

Quelques lettres inédites du Dr D. J. Ferran.

Les pages dans lesquelles je viens de résumer les travaux du Dr Ferran sur le champignon, agent spécifique, d'après lui, du choléra, m'ont valu du savant microbiologiste espagnol une première lettre explicative, qui complète les renseignements que j'ai donnés sur le *Peronospora*, déjà célèbre par le nom de son inventeur. Cette lettre éclaircit, en outre, les points qui auraient pu rester obscurs dans mon compte rendu. Et comme elle est en même temps un honneur pour celui à qui elle a été adressée, je crois devoir la publier ici, avec plusieurs autres qui l'ont suivie, espérant qu'aucune d'elles ne sera sans intérêt pour mes lecteurs.

Grâce à l'obligeance du Dr Carreras Arago, l'éminent directeur de la *Revista de Ciencias médicas* de Barcelone, je puis aussi mettre sous leurs yeux une planche finement gravée, montrant très clairement les phases par lesquelles passe le *Peronospora Ferrani* dans son évolution, et l'influence de celle-ci sur les globules sanguins.

Que mes distingués confrères catalans me permettent de les remercier tous deux de ces marques d'estime personnelle et de leur dévouement aux intérêts de la science, qu'ils me fournissent l'occasion de servir à mon tour dans une certaine mesure.

Voici ce que m'écrit le Dr J. Ferran :

« *A Monsieur le* Dr DUHOURCAU,

Directeur de la Revue d'hydrologie pyrénéenne.

« Barcelone, 18 février 1885.

« Mon cher et distingué confrere,

« J'ai vu avec plaisir l'honneur que vous avez fait à mes travaux en les publiant dans les journaux que vous m'avez adressés. Comme de récentes investigations m'ont permis de mieux préciser certains faits et d'en interpréter d'autres d'une façon différente, je me permets de vous rendre compte de ces nouveaux progrès ; bien qu'ils ne modifient pas fondamentalement ce que j'ai publié, ils éviteront au moins de fausses interprétations qui pourraient désorienter les chercheurs désireux de les vérifier.

« En premier lieu, il faut remarquer que le microbe dont j'ai approfondi la morphologie complète est incolore dans toutes les phases de son existence. Mes observations ont été faites avec un microscope dont l'achromatisme a été corrigé sur ma demande pour l'appliquer à la photo-micrographie, de telle sorte que les objectifs n'ont pas de foyer chimique, ce qui m'évite des corrections et des tâtonnements pour mettre au foyer. Les images ont, par suite, une teinte vert-bleuâtre, surtout quand on travaille à la lumière du gaz. Cette teinte extrêmement pâle a été grossièrement exagérée par le lithographe dans la planche publiée par la *Gaceta médica Catalana*. Par ailleurs, la réfraction produite par la granulation des corps mûriformes contribue à exagérer ce phénomène chromatique. Le thallus, les oogones et les corps mûriformes offrent donc la couleur des autres microbes non chromogènes. Le périplasme de l'oosphère est tellement transparent qu'il faut fixer beaucoup son attention et disposer d'excellents objectifs pour le voir clairement.

« A propos de l'origine des corps mûriformes, je crois aussi

devoir donner un éclaircissement. Quand on examine l'en-
chevêtrement (le fouillis) de spirilles qui se précipitent au
fond de l'entonnoir déterminé par le koma-bacille dans les
tubes de gélatine, on remarque, à l'intérieur de certaines de
ces spirilles, des nodosités ou des granulations semblables à de
véritables spores. Ce sont elles qui, la culture étant conduite
comme je le dirai plus loin, évoluent en corps mûriformes
spirigènes. J'ai vu si nettement la projection du filament de
protoplasma par ces corps, et la conversion de celui-ci en
spirille, que, lors même que tous les microbiologistes du monde
nieraient ce phénomène, je continuerais à affirmer ma conviction. Et ceci n'est pas pure interprétation, mais bien au
contraire une notion acquise par des observations réitérées.
Quand le corps mûriforme est arrivé à maturité, quiconque
est doué d'une patience suffisante pour maintenir son œil fixé
sur l'oculaire durant une demi-heure ou une heure peut
constater plusieurs fois ce phénomène.

« A ce propos, je dois faire remarquer que le filament est
extraordinairement mince : il mesure à peine 1/2 m. m. (mil-
lième de millimètre) dans sa partie voisine du corps mûriforme; en même temps son extrème transparence rend l'observation difficile. Peu de secondes après, la partie qui a
émergé la première grossit, et sous l'œil de l'observateur la
spire se forme. (Le grossissement de ces spirilles est exagéré
aussi dans la planche de la *Gaceta médica Catalana*.) Les
spirilles procédant des corps mûriformes ont des spires fines
et très serrées, tandis que les générations successives qui en
dérivent par scissiparité dans des milieux liquides se convertissent en filaments plus ou moins longs et flexueux, avec des
spires peu accentuées. Ainsi se complète le cycle de cet intéressant thallophyte (ou champignon).

« La technique que j'emploie pour me mettre à l'abri de
toute cause d'erreur dans des recherches aussi délicates qu'intéressantes est bien connue de vos compatriotes, mes chers et
estimés amis, les Drs Nicati et Rietsch, de Marseille.

« A partir de la spirille ou du filament, il s'établit une sorte de dichotomie morphologique : 1° d'un côté naît la spore ou le petit œuf dont je viens de décrire l'évolution; 2° d'autre part, dans la spirille ou dans le filament apparaît l'oogone, évoluant dans ce que jusqu'à aujourd'hui j'avais appelé oosphère, organe auquel convient mieux le nom de « pollinide ».

« Dans le protoplasma de l'oosphère, il s'établit un travail de segmentation peu accentué, et qui parfois arrive à produire des sphérules dans les milieux liquides artificiels. Pour être plus explicite, j'ai cru d'abord que les corps mûriformes procédaient de ce protoplasma; aujourd'hui je vois plus clairement leur véritable origine, mais en revanche le rôle de l'oosphère et la fin de son travail évolutif sont devenus plus obscurs. Une seule fois j'ai vu avec une clarté parfaite la rupture du périplasme et sa dissolution rapide dans le liquide nutritif; une autre partie de cet élément resta dans le liquide sans se dissoudre, au moins pendant le temps que je mis à l'observer. On est tout aussi surpris de voir comment la bourse transparente disparaît en un instant que d'assister au magnifique spectacle de la génération des œufs et des corps mûriformes.

« Soyez assuré qu'on pourra modifier l'interprétation que je donne à mes travaux, mais jamais les faits que j'ai vérifiés cent fois avec autant de rigueur que pourraient le faire mon éminentissime maître M. Pasteur et l'Allemand Koch. J'appelle Pasteur mon maître, parce que je suis un de ses admirateurs enthousiastes, et parce que ses œuvres me servent de règle de conduite.

« Voici maintenant, cher confrère, la manière de déterminer avec sûreté l'évolution de ce microphyte. Le milieu liquide que j'emploie est le bouillon de viande de mouton ou de bœuf, préparé selon la formule de Pierre Miquel (*Organismes vivants de l'atmosphère*). Je n'ajoute pas de peptone ni d'extrait de viande Liebig; seulement ce bouillon est faiblement alcalinisé. Je le stérilise par le procédé de Tyndall, par ébullitions discontinues dans un petit matras spécialement disposé. Un tube droit, bouché avec du coton stérilisé, pénètre dans ce matras. L'ensemencement s'effectue en insinuant entre

les fibres du coton un tube capillaire qui porte la semence.
Ces tubes capillaires, longs, ont, au milieu, une petite dilatation, et sont parfaitement stérilisés, car, en même temps qu'on
les étire au soufflet, ils sont fermés par les deux extrémités,
et on ne les ouvre qu'au moment de s'en servir. Prenant alors
un tube de culture, on insinue entre les fibres du coton qui le
ferme un de ces tubes capillaires, jusqu'à ce que sa pointe
plonge dans le fond de l'entonnoir formé dans la gélatine par
le koma-bacille. On remplit la dilatation tubaire de la matière
épaisse et opaque déposée au sommet du cône, en aspirant
par l'extrémité opposée.

« Pour un matras contenant 30 ou 40 centimètres cubes de
bouillon, on emploie toute la semence contenue dans un de
ces tubes capillaires. L'ensemencement effectué, on met le
matras à l'incubation, à 37° centigrades.

« Ici trouve sa place une observation très essentielle. Si
l'incubation est longtemps prolongée, comme la génération
scissipare des spirilles est très active et rapide, le bouillon est
bientôt épuisé, et du moment où il ne contient plus de principes nutritifs, l'apparition des autres formes du thallophyte
devient très difficile. Il convient donc de ne pas trop prolonger
l'incubation ; il suffit de l'arrêter au moment où le bouillon
perd sa transparence. Dès qu'on le voit légèrement trouble,
il faut le retirer de l'étuve et le maintenir entre 15 et 18° centigrades. Au bout de quarante-huit heures, on voit déjà des
spécimens d'oogones et d'oosphères ; entre autres éléments
figurés, on voit aussi de petites sphérules, comme des coccus,
qui procèdent sans doute des filaments et des spirilles ensemencés. Ces granulins sont petits, et de ce fait on ne peut pas
croire qu'ils constituent des impuretés dans la culture.

« La formation de l'oogone épuise les ressources nutritives
du bouillon, et il faut alors y ajouter une sorte d'engrais pour
faciliter l'évolution des corps mûriformes. Cet engrais est
constitué par un mélange de bouillon et de bile de porc bien
stérilisé (bouillon 100 + bile 20). On soumet ce mélange à
l'ébullition dans une capsule qu'on recouvre ensuite d'une

plaque de cristal. Dès qu'il est refroidi suffisamment, on y plonge la pointe effilée d'un tube coudé dont est garni le matras, et, sans enlever le coton qui bouche le tube droit, on aspire à travers celui-ci l'air du matras, en se servant d'un tube de caoutchouc ; de la sorte, le bouillon mêlé de bile vient engraisser la culture. Cela fait, on abandonne le matras à la température ambiante (entre 15 et 18 degrés) et les spores poursuivent leur développement en peu de jours. Ces transformations se voient quelquefois dans les tubes de gélatine.

Nous préparons ce milieu solide de la manière suivante :

Bouillon selon la formule donnée... 500 c. c.
Gélatine Enrich................. 35 gr.
Bile......................... 50 c. c.

« Dissolvez au bain-marie d'eau salée, alcalinisez, laissez dans le même bain durant une demi-heure, filtrez au papier Berzélius. On reçoit la partie filtrée dans un matras. De cette façon, la gélatine reste transparente comme du cristal ; on la stérilise alors par des ébullitions successives au bain-marie d'eau salée.

« On remplit les tubes d'essai de cette gélatine de la façon suivante : le matras ci-dessus étant plongé dans le bain-marie, on insinue la pointe effilée du tube recourbé entre les fibres du coton qui bouche le tube d'essai stérilisé. Avec le pouce recouvert d'un doigt de gant en caoutchouc, on obture le tube droit plongeant dans le matras : la pression de la vapeur d'eau sur la gélatine fondue oblige celle-ci à sortir par la pointe du tube coudé et à tomber dans le tube d'essai. On ne conserve pour les expériences que ceux de ces tubes qui, au bout d'un mois, ne présentent pas de colonies.

« En outre de la nécessité de toutes ces précautions, j'ai eu, dans les quatre années que j'ai consacrées à ces études, l'occasion de bien connaître les micro-organismes qui, dans mon laboratoire, rendent impures mes cultures. Aucun d'eux ne se conduit de la même manière que le koma-bacille.

« Dans les cultures liquides, il arrive que ce microbe acidifie

le milieu, et que sa virulence s'atténue spontanément. L'aci-
dification ne se produit pas dans la gélatine.

« Une dose suffisante (1 c. c.), administrée en injection hypodermique, peut, si la culture est virulente, déterminer chez
l'homme des symptômes généraux graves : abattement profond, fièvre suivie de froid, état nauséeux, nausées et même
vomissements, diurèse abondante dans certains cas. Chez d'autres individus la même dose produira une légère fièvre, de la
prostration plus ou moins prononcée, et de plus, des symptômes locaux. Le sang offre dans ces cas un véritable essaim de
petits coccus doués de mouvements browniens, mais il n'offre
rien de particulier quand les effets de l'injection restent loca-
lisés.

« Les symptômes locaux sont caractérisés par un engorge-
ment douloureux et de l'hyperthermie (ou élévation de température) locale. Tous ces phénomènes, tant locaux que généraux, sont extrêmement fugaces et ils se passent dans les quarante-huit heures. Si un individu qui a reçu une de ces injections en reçoit, après six ou huit jours, une autre d'une culture
également virulente, il sent à peine un malaise nullement
comparable à celui que cette même culture détermine chez
une personne non vaccinée, et dont les particularités viennent
d'être décrites.

« Les cobayes offrent beaucoup plus de résistance que
l'homme, surtout s'ils sont d'un certain âge. Cependant, quand
le microbe n'a pas été atténué, c'est-à-dire quand il provient
d'une culture liquide issue d'une colonie sur plaques, dérivée
directement elle-même des déjections cholériques, deux centimètres cubes injectés, un dans chaque cuisse, suffisent à les
tuer.

« Pour infecter le sang d'un cobaye, une injection virulente
suffit : peu d'heures après, une goutte de son sang semée dans
du bouillon donne naissance aux spirilles. Le sang présente
seulement de très petits coccus qui sont, à ce que je suppose,
ceux qui, dans les semences ou cultures, passent à l'état de
corps mûriformes et font naître les spirilles.

« Les coupes pratiquées dans les tissus au point où a été faite l'injection laissent transsuder un liquide rouge qui ne contient pas d'hématies, et dont la couleur est due à de l'hémoglobine dissoute. Les éléments arrondis et granuleux que renferme ce liquide sont sensiblement plus petits que les hématies.

« Dans les déjections d'un sujet pris de diarrhée cholérique, on constate, dès le début, des oogones et des corps mûriformes.

« Les cochons d'Inde sont, par une première injection, prémunis contre les effets d'une seconde.

« En pratiquant des injections directement dans l'intestin, avec une culture liquide qui datait de huit jours, je n'ai pas pu tuer des cobayes, même en injectant 4 c. c. Ces résultats, dans ces conditions, ne me paraissent avoir aucune valeur contre ceux qu'obtient Van Ermengem, à Bruxelles. En outre, les symptômes que j'obtiens chez les cobayes, en les injectant sous la peau de l'abdomen et des cuisses, sont les mêmes que ceux relatés par cet expérimentateur : légère fièvre parfois, réfrigération rapide accompagnée de tremblements, cris plaintifs spontanés, abattement rapide.

« Tout cela donnera-t-il des résultats applicables contre l'infection spontanée par la voie gastrique? Il n'est pas possible de l'affirmer. Ce que je puis assurer, c'est que, le 18 janvier dernier, j'ai eu deux déjections diarrhéiques qui constituaient presque une culture pure de spirilles et de komas, que j'ai identifiés avec ceux provenant de vrais cholériques, en les soumettant à la culture. Sans prendre aucun remède, l'infection se réduisit à ces déjections ; par ailleurs je n'éprouvai aucun malaise.

« Ce fait serait-il dû aux six ou sept injections de culture virulente que j'avais reçues auparavant? Je ne sais, mais la chose est possible.

« Je puis encore affirmer que la virulence du microbe s'est atténuée spontanément dans mon laboratoire, et que le microphyte que je cultive aujourd'hui est quatre fois moins actif que celui du début. Je pense que cela est dû à ce que, ignorant son atténuation dans le milieu acide que lui-même élabore, j'ai continué les cultures dans le bouillon durant bien long-temps. Je suppose que dès lors il n'a pas dû en arriver de même aux autres expérimentateurs, qui emploient de préférence des milieux solides, lesquels ne s'acidifient pas, tels par exemple que la gélatine dont j'ai parlé.

« Je finis par une remarque importante pour l'étude de l'évolution de ce microbe : c'est qu'il convient de ne pas en faire des préparations sèches et colorées. Il est en tout point indispensable d'examiner le liquide de culture placé entre les deux lames de cristal sans préparation d'aucune sorte.

« Saisissant cette occasion pour vous offrir l'assurance de ma considération, je me dis votre

» Dr. J. Ferran,

« Médecin à Tortosa (Catalogne). »

Quarante jours après cette lettre, que j'avais publiée en entier dans le *Conseiller médical,* et résumée dans ma *Revue d'hydrologie pyrénéenne,* le Dr Ferran m'en adressait une seconde datée de Tortosa, 1er avril 1885. Je la traduis ici :

« Très cher et distingué confrère,

« Excusez-moi si je ne vous ai pas répondu avec la promp-titude et l'attention que méritaient la distinction et le bon ac-cueil qu'ont reçus de vous mes modestes travaux. Je vous suis très reconnaissant pour tout ce que vous avez fait, et je vous assure que si j'arrive à découvrir quelque chose de nouveau, je vous en réserverai la primeur pour le publier dans votre *Revue,* dans laquelle, bien que mon nom fût encore obscur, vous avez fait connaître mes travaux si généreusement et de votre initiative propre.

« L'Académie de Barcelone, après avoir soumis mes recher-ches à un contrôle rigoureux, a déjà rendu son jugement qui m'est hautement favorable. Je vous ferai parvenir ce document dès que je le pourrai.

« Mon dernier mot sur l'enchaînement et l'interprétation des faits, vous pourrez le lire dans un article qui paraîtra demain dans la *Independencia médica* de Barcelone, et dans deux notes remises à l'Académie des sciences de Paris et qui probablement auront l'honneur d'être insérées dans les *comptes rendus* de cette Société.

« Dans la *Independencia médica* ont été publiées quelques histoires cliniques des individus qui se sont soumis à des vaccinations et revaccinations de cultures de bacille - virgule ; certaines de ces histoires sont très intéressantes.

« La cholérisation par voie hypodermique constitue donc un fait acquis, de même que la prophylaxie au moyen d'inoculations préventives. Le choléra ayant reparu en Espagne, je ne tarderai pas à avoir l'occasion de soumettre à l'épreuve cette nouvelle méthode.

« A propos de votre traduction de mes travaux dans votre intéressante *Revue*, permettez-moi de vous faire une observation : vous dites que les spirilles possèdent des *mouvements browniens*. Je ne me rappelle pas bien si je me suis exprimé ainsi, mais il est certain que les spirilles n'ont pas cette sorte de mouvement, mais plutôt une activité motrice vive et très différente du mouvement brownien.

« Le paragraphe où il est question de la *microglobulie* extraordinaire produite par le microbe doit être modifié dans ce sens que les éléments arrondis, et plus petits que les hématies, sont de vrais globules de sang dégénérés.

« Toutes mes expériences ont été faites avec des semences provenant d'origines distinctes : semence envoyée par MM. Nicati et Riestch, semence envoyée par Van Ermengem, semence recueillie par nous-même à l'hôpital du Pharo, et enfin semence recueillie aussi par moi personnellement sur les cholériques atteints l'automne dernier parmi cette population (de Tortosa). Les résultats ont été toujours les mêmes.

« Ce que vous dites de Klein ne se rapporte ni peu ni prou à l'évolution du véritable microbe du choléra.

« Je vous salue affectueusement, en confrère qui vous apprécie bien.

« J. FERRAN. »

Quinze jours plus tard, mon confrère m'écrivait de Valence, en date du 15 avril 1885 :

« Mon très cher confrère,

« Je viens une autre fois vous exprimer mes remerciements pour votre extrême amabilité. Je suis à Valence, où je prépare une grande expérience de vaccination contre le choléra, ou, pour mieux dire, de *cholérisation préventive,* et je viens d'y recevoir la brochure que vous avez publiée sur mes travaux [1]. Afin que vous puissiez suivre et compléter leur histoire, je vous tiendrai au courant de tout ce que je ferai de nouveau et de toutes les modifications qu'une étude plus approfondie m'obligerait à apporter à ce que j'ai publié. A ce sujet, je vous recommande l'article ci-inclus de la *Independencia médica,* de Barcelone, article qu'ont reproduit la plupart des journaux politiques de cette localité.

« L'action de la calabarine sur la maturation des spores n'est pas aussi certaine qu'elle m'avait paru tout d'abord ; car, en répétant l'expérience avec des calabarines de cinq provenances différentes, je n'ai pas pu arriver au résultat que j'avais obtenu la première et la seconde fois.

« En laissant donc de côté l'importance à accorder à l'action de la calabarine, ce qui est rapporté dans cet article reflète la question telle que je la possède actuellement.

« La réapparition du choléra dans la province de Valence me fournit une occasion trop belle d'essayer ma méthode pro-

---

1. *Le Peronospora Ferrani et la Vaccination cholérique.* — Édouard Privat, éditeur. Toulouse, 1885.

phylactique. A cet effet, avec plusieurs docteurs de cette Faculté de médecine, nous organisons une grande expérience de vaccination. Le personnel du chemin de fer de Tarragone-Almansa-Valence sera tout entier vacciné, du consentement de la Compagnie. Nous avons demandé à vacciner une partie de la garnison de cette place, et nous espérons que le capitaine général accédera à nos désirs.

« D'un autre côté, à mesure que la panique augmente, une foule innombrable de personnes viennent à nous demandant à être vaccinées. Malgré l'envie que cela a excitée chez un bon nombre de mes confrères, je puis vous dire que la vaccination cholérique est accueillie par le public avec un véritable enthousiasme; ainsi donc, il est probable que dans peu de jours je pourrai vous communiquer le résultat de quelques centaines de vaccinations.

« J'oubliais de vous dire que, il y a cinq ou six jours, j'ai envoyé deux notes à l'Académie des sciences de Paris : l'une sur l'histoire naturelle du bacille-virgule, et l'autre relative à l'action pathogène et prophylactique de sa culture; cette dernière note est destinée à concourir pour le prix Bréant.

« Au revoir. Votre affectionné

« J. FERRAN. »

Dans les premiers jours de mai, je recevais de mon aimable et savant correspondant les nouvelles suivantes :

« Alcira, 7 mai 1885.

« Mon cher confrère,

« Je vous ai promis de vous tenir au courant du résultat que donnent les inoculations préventives contre le choléra, et je viens tenir ma promesse. Toutes les populations de la rivière (ou vallée) du Jucar sont infectées, et Alcira, l'une d'elles, qui compte 22,000 habitants, m'offre un vaste champ pour mes expériences. Actuellement, on enregistre douze invasions par jour. La nouvelle méthode est accueillie avec un véritable enthousiasme, et le peuple se précipite plein de foi vers les centres de vaccination. Les épisodes qui se produisent sont dignes d'être décrits par une plume mieux taillée que la mienne.

« Chaque cas nouveau met en commotion les voisins, et on s'attroupe pour se disputer le tour d'être vacciné. Grâce au bon accueil que font à la vaccination les douze médecins de cette ville, et à l'activité qu'ils déploient, nous pouvons agir avec entente. Un registre en règle est tenu de tous les sujets vaccinés, afin de se rendre bientôt compte de ce qu'indique une statistique bien établie. En quatre jours, nous avons pratiqué sur 3,000 individus autant de vaccinations : ceci m'a permis de graduer la virulence du koma-bacille, et de déterminer d'une manière sûre chez l'homme le véritable choléra expérimental (vomissements, diarrhée, crampes, refroidissement, anurie, soif intense, réaction fébrile terminée par une sueur copieuse). Il est donc démontré d'une manière indiscutable que le *Pèronospora Barcinonæ*, ou de tout autre nom qu'on l'appelle, est le véritable agent cholérique, quand on sait le manier habilement; si quelqu'un en doute, qu'il présente son bras à ma seringue à inoculations, et il sera bien vite convaincu.

« Comme l'a fait l'éminent Pasteur pour le choléra des poules, je cherche à procurer l'immunité contre le choléra asiatique, et cela au moyen de deux ou trois vaccinations successives de virulence variable. Celles-ci déterminent un processus phlegmasique local très intense, accompagné du choléra plus haut décrit; puis tout cela disparaît spontanément, et se montre notablement diminué à chaque nouvelle vaccination.

« Je crois que bientôt je pourrai publier le très éloquent résultat de ces inoculations, car nous y touchons déjà d'une manière palpable. Dans un faubourg, qui fournissait presque à lui seul tout le contingent des personnes envahies, le mal s'est brusquement arrêté dès que (il y a de cela huit jours) furent vaccinés presque tous ses habitants. Je pourrais citer d'autres faits éloquents. Mais comme vous pourrez les publier dans votre *Revue*, je me réserve de vous les communiquer plus tard pour pouvoir les accompagner de données qui satisfassent les plus exigeants.

« Comme le nombre de personnes vaccinées dans cette ville est suffisant pour résoudre ce problème, nous avons décidé aujourd'hui de procéder à la revaccination, pour aller ensuite auprès d'autres populations qui nous sollicitent officiellement; mais il n'y a pas moyen de sortir d'Alcira, tant est grande l'insistance avec laquelle tous ses habitants demandent à être vaccinés.

« Le travail excessif que cette grande expérience exige ne me permet pas de vous donner de plus longs détails; excusez-moi donc, cher confrère, si, malgré le haut intérêt du sujet, je me limite à cette courte lettre; sous peu, je serai plus explicite.

« Je vous salue affectueusement.

« J. FERRAN. »

V

Autres recherches microbiologiques relatives au bacille du choléra.

Les recherches du Dr Ferran ne sont pas les seules entre-prises depuis la dernière épidémie de choléra pour trouver la cause efficiente de ce désolant fléau. Mais ce sont certainement les plus complètes publiées jusqu'à ce jour, et celles, par con-séquent, qui réunissent le plus de chances de certitude, ou du moins de probabilité.

Le Dr Emmerich, que le gouvernement bavarois avait en-voyé à Naples pour étudier sur place le choléra, a bien trouvé, dans le sang et les organes des cadavres qu'il a examinés, une seule et même espèce de bacille, n'ayant, dit-il, rien de commun avec le bacille-virgule de Koch : cette bactéridie est courte, droite, cylindrique, et se termine par un bout arrondi. Il a pu en faire des cultures, et réussir même à produire, par l'inoculation de celles-ci sur des animaux, des symptômes pathologiques répondant à ceux du choléra humain. Mais il nous faut attendre la confirmation de cette découverte.

En revanche, Klein admet l'existence constante du bacille en virgule dans le choléra, bien qu'il ne le considère pas comme la cause de la maladie; car il n'admet pas que la maladie pro-voquée par lui chez les animaux soit vraiment le choléra. Par ailleurs, il affirme que le microbe n'est pas tué par les acides, et que ses colonies ne présentent rien de caractéristique.

Il est vrai que, d'autre part, M. Miller a annoncé à la Société de médecine de Berlin, le 16 février dernier, qu'il a cultivé deux espèces de bacilles-virgules, qui, en pullulant, se transforment en spirilles, et qui, par leur prolifération beaucoup plus énergique que celle des bacilles-virgules du choléra, forment des colonies *rondes* dans la gélatine, tandis que celles du champignon cholérique forment des foyers cornus garnis de pointes.

Comment établir l'accord entre ces diverses observations ? Cependant voici qui est plus explicite et qui nous rapproche du *Peronospora* du Dr Ferran. Depuis qu'il est rentré à Londres, M. Klein a pu s'assurer que le microbe en virgule se reproduit de deux façons différentes, tantôt par division transversale, tantôt par fissiparité longitudinale. Cultivé dans la gelée d'agar-agar, à une température inférieure à 30° c., il se gonfle au bout de quelques jours et prend une forme plano-convexe, puis bi-convexe, et enfin circulaire ; cette dernière est mobile comme le microbe en virgule, et se segmente longitudinalement en donnant naissance à deux microbes, plus ou moins circulaires à leur tour. Ces différentes formes qu'a constatées le Dr Klein ne seraient-elles pas tout simplement les phases diverses que présente le bacille-virgule dans son développement, et qu'a si bien observées et décrites le Dr Ferran ? Pour ma part, je serais tenté de le croire, et je trouve dans cet accord inattendu de deux microbiologistes qui ne se sont nullement concertés, une preuve nouvelle de la valeur et de l'exactitude des découvertes du savant médecin de Tortosa.

Ce n'est pas tout ; de son côté, le professeur Ceci (de Gènes) a fait, pendant et après l'épidémie de choléra qui a sévi dans cette ville, de nombreuses recherches expérimentales qui l'ont conduit à des conclusions analogues à celles du Dr J. Ferran. Je signalerai entre autres les suivantes parmi celles que je trouve détaillées dans la *Semaine médicale* du 18 mars dernier, par le Dr Guido Banti, *docent* de clinique médicale à Florence :

a) Dans toutes les autopsies qu'a pratiquées Ceci, les bacilles-virgules furent constamment trouvées dans le contenu intestinal.

b) L'injection de cultures pures, pratiquée avec les plus minutieuses précautions antiseptiques dans l'intestin grêle des lapins et des cobayes, sans ligature du cholédoque, a produit la mort dans deux ou trois jours, avec un cortège de symptômes analogues à ceux du choléra ; l'autopsie confirmait cette analogie.

c) On a obtenu facilement des cultures de bacilles-virgules avec le contenu intestinal de ces animaux, lesquelles cultures injectées dans l'intestin grêle d'autres lapins ou cobayes ont reproduit la même forme d'infection avec les mêmes altérarations anatomiques.

d) Dans les cultures pures, dans des conditions qui ne sont pas bien déterminées, on peut observer des virgules gonflées qui contiennent des petites sphères brillantes dans le centre. Ces sphères, contrairement au reste du bacille, ne se colorent pas avec les couleurs d'aniline, elles représentent des spores. Dans les cultures d'agar-agar, lorsque les colonies semblent disparaître, et que la surface apparaît finement veloutée, on ne trouve plus de bacilles-virgules ou spirilles, mais seulement de petits coccus sphériques réunis deux à deux ou en chaînette, en lignes spirales. Ce sont des spores devenues libres par la destruction des bacilles-virgules et des spirilles ; la culture de ces coccus reproduit à l'état de pureté les bacilles-virgules.

J'appelle l'attention sur cette conclusion importante qui est la confirmation et la reproduction fidèle *d'une partie* des faits découverts, annoncés et décrits par le Dr J. Ferran, qui a poussé beaucoup plus loin les résultats de ses investigations. Ce nouvel accord d'un savant professeur italien avec le jeune microbiologiste espagnol n'est-il pas une garantie de plus de la réalité et de l'exactitude des descriptions de ce dernier ?

Une autre conclusion du Dr Ceci est assez consolante, c'est que les spores des bacilles-virgules, les mêmes assurément que celles du *Peronospora Ferrani*, mêlées à du sable stérilisé et exposées au desséchement à une température de 37° pendant vingt-quatre heures, et semées ensuite dans des liquides de culture, ne donnent pas lieu au développement des bacilles-virgules ; les cultures restent stériles. La sécheresse serait donc l'ennemie du choléra et semblerait devoir en arrêter la propagation.

Le professeur Ceci croit, à la suite de ses expériences, que le bacille-virgule est la bactérie pathogène caractéristique du choléra. Il ne croit pas cependant que les graves phénomènes du choléra dépendent de l'absorption du poison produit par les bacilles, car les injections d'extraits aqueux des viscères de cholériques n'ont jamais produit de phénomènes d'intoxication. Il admet, au contraire, que la maladie reste localisée toujours à l'intestin grêle, et que la présence des bacilles-virgules donne lieu à de violents symptômes nerveux, reflexes, qui constituent le tableau clinique du choléra.

Voici maintenant l'opinion qu'a formulée Van Ermengem, le savant microbiologiste belge, sur les travaux du Dr Ferran. Dans son œuvre remarquable : *Recherches sur le microbe du choléra asiatique*, il déclare qu'en suivant une technique semblable à celle décrite par Ferran, il a pu observer les nouvelles formes découvertes par ce dernier et voir, à l'extrémité de filaments flexueux, nombre de masses globuleuses qu'il représente dans sa planche 13. La description qu'il en donne est une confirmation nette et claire de la théorie exposée par Ferran sur le cycle évolutif complet du microbe du choléra.

Et malgré l'opinion émise par Wirchow dans les fameuses conférences médicales de Berlin, où ont été discutées toutes les questions afférentes au choléra, à savoir que les *produits de forme vésiculaire décrits par Ferran comme terminant les spirilles ne sont que des formes de destruction ou d'involution et restent stériles,* malgré cette même opinion soutenue en France par MM. Cornil et Babès, et tout récemment encore portée à l'Académie de médecine de Paris par M. Doyen, on se demande d'où viendraient les spirilles

fines et les virgules que Van Ermengem a vues remplacer les
masses globuleuses nommées par Ferran oogones ou oosphères?
Ces phénomènes morphologiques n'ont-ils pas d'ailleurs été
contrôlés maintes fois par les nombreux médecins et les membres des Commissions qui ont pu assister aux expériences de
Ferran? Et comment admettre que ces formes restent stériles,
c'est-à-dire incapables de se reproduire, comme le disent
Wirchow et aussi Bréhem, quand on les voit se multiplier
extraordinairement et donner naissance à des virgules et des
spirilles exactement semblables à celles décrites par Robert
Koch?

Jusqu'ici donc, Van Ermengem semble plutôt approuver la
description donnée par Ferran de son microbe ou *Péronospora* cholérigène. Quant à la vaccination, il ne peut que faire
des vœux pour qu'elle soit pratiquée sur une vaste échelle,
mais avec toute la rigueur d'expérimentation nécessaire, de
manière à rendre honneur au microbiologiste qui le premier a
fait entrevoir sa possibilité.

Depuis ses voyages en Espagne et ses rapports directs avec
le Dr Ferran, Van Ermengem, s'il faut en croire les journaux
espagnols, entre autres *El Progreso*, aurait émis une opinion favorable à la cholérisation préventive. Après avoir vu
de près un grand nombre d'inoculations à Valence, à Alcira et
ailleurs, et étudié cliniquement leurs effets, il a déclaré que
les injections hypodermiques des bouillons préparés par Ferran sont inoffensives et ne peuvent en aucune façon favoriser
l'éclosion du choléra; elles produisent des phénomènes tels
qu'on ne saurait les confondre avec la septicémie, comme beaucoup ont paru le croire. Le savant belge finit en recomman-
dant la vaccination par la méthode Ferran.

Rentré à Bruxelles, il a communiqué ses impressions à ses
amis, et l'un d'entre eux, M. le D^r Th. Belval, directeur du
Mouvement hygiénique, donne à espérer qu'avant peu Van
Ermengem les fera connaître au monde savant. C'est peut-
être ce qu'il a déjà fait dans l'article qu'il a publié sur les
inoculations de Ferran (*Die Ferranschen Impfungen*), dans

la *Deutsche medicinische Wochenschrift*. En ce moment, le savant belge est à Paris, où il poursuit, au Muséum d'histoire naturelle et avec le Dr P. Gibier, ses investigations sur le microbe du choléra.

Ces lignes devant paraître avant que ces Messieurs aient fait connaître leur opinion définitive, je ne puis qu'annoncer ces faits, avec l'espoir que nous serons bientôt éclairés sur ce qui nous intéresse tant.

Enfin, tout récemment, le 19 juin dernier, M. E. Doyen, interne distingué des hôpitaux de Paris, a présenté à la Société anatomique le résultat de ses *Recherches sur l'évolution du bacille-virgule de choléra*. Cette étude, qui résume tous les travaux parus jusqu'à ce jour sur le choléra, et dans laquelle ceux du Dr Ferran tiennent une grande place, présente un intérêt d'actualité tel, que je crois devoir la donner dans toute son étendue; ce serait lui faire perdre de sa valeur que de se contenter d'une analyse toujours forcément incomplète :

Les récentes publications du Dr Ferran nous ont engagé à vérifier sur nos cultures, que nous avons continuées sans interruption depuis le mois de novembre dernier, le mode de développement du bacille-virgule de Koch.

M. Ferran a constaté, en cultivant le bacille-virgule dans du bouillon à 37° et en ajoutant à cette culture, au bout de quatre à six heures, une quantité égale de bouillon stérilisé additionné de bile de porc, l'apparition de formes nouvelles. Il a observé des filaments flexueux portant à leur extrémité ou sur leur trajet une sphère (oogone-cellule-mère) de 5 à 6 μ de diamètre. Près de cette sphère, il en existe souvent une plus petite (pollinide, polinode, élément fécondateur mâle), destinée à féconder l'oogone. Celle-ci éclate alors et met en liberté dans le liquide des granulations de 0,5 μ à 4 à 5 μ qui s'accroissent, prennent l'aspect de corps mûriformes et lancent tout à coup, par un point de leur circonférence, un filament délié, presque invisible au point où il adhère au corps mûriforme. Ce filament se contourne en spirales et donne naissance, par segmentation, aux formes incurvées simples décrites par Koch. Ces formes arrondies seraient les formes stables du bacille-virgule.

M. Babès [1] a observé dans les bacilles-virgules, alors qu'il les

1. *Archv. de Virchow*, janvier 1885.

étudiait, de concert avec nous, au laboratoire de M. le professeur Cornil, des points plus colorés, et a fort bien décrit le mode de segmentation de ces organismes. Il a vu dans les cultures sur l'Agar-Agar des formes plus petites — de 0,5 μ à 0,7 μ de longueur, — mais présentant toujours, sur un de leurs côtés, une certaine concavité. — M. Babès émet l'hypothèse de cils terminaux, en raison des mouvements en tourbillon souvent observés dans le liquide. Les cultures qui se développent lentement présentent des formes allongées en spirille et souvent enchevêtrées.

Le Dr Pétrone [1] admet que les virgules de Koch ne sont que des articles séparés, mûrs, d'un filament contourné en hélice Il a vu aussi se détacher à une de leurs extrémités un petit segment de protoplasme arrondi qui, mis en liberté, représente un coccus très mobile et parfaitement rond.

M. Van Ermengem [2] a signalé dans les cultures sur divers milieux, notamment dans la pellicule qui recouvre à un certain moment la gélatine liquéfiée, la présence d'une quantité de petits points inégalement colorés, à contours irréguliers et de volume variable. On trouve parmi eux quelques virgules et des formes en S. L'auteur admet que ces granulations pourraient bien n'être que des particules organiques n'ayant aucun rapport au point de vue de leur origine avec les bacilles du choléra.

M. Ermengem a observé quelques unes des formes décrites par Ferran, notamment des corpuscules arrondis ou pyriformes, situés sur le trajet ou à l'extrémité des spirilles, parfois libres et présentant un court prolongement. Ces éléments périssent par la dessiccation et sont facilement détruits par les agents germinicides, ce qui les différencie nettement des spores endogènes proprement dites.

M. Ceci, de Gênes, a dit avoir découvert une période de sporulation du bacille-virgule. L'apparition de ces spores serait favorisée par l'âge des cultures et l'abaissement de la température. Dans des cultures pures sur Agar-Agar, il ne trouvait plus ni virgules, ni spirilles, mais seulement des petits éléments sphériques, des coccus arrondis, parfois disposés suivant une ligne spirale. En ensemençant un tube avec ces cultures, il a obtenu, à l'état de pureté, des bacilles-virgule. Ces spores, portées à 34° et mélangées à du sable stérilisé, deviennent stériles.

M. Buchner [3] a signalé des formes monstrueuses variées dans les cultures additionnées d'une certaine quantité de sucre.

M. Klein [4] a vu des virgules se dilater et prendre l'aspect de

---

1. Sul. Choléra. *Gaz. degli ospitali*, novembre 1884.
2. *Recherches sur le microbe du choléra asiatique*. Paris et Bruxelles, 1885.
3. *Soc. Méd. de Munich*, 18 janvier 1885.
4. *Brit. med. J.*, 14 février 1885.

4

corpuscules plan-convexes ou circulaires. Nous avons depuis longtemps remarqué dans les cultures, au bout de huit ou dix jours, ces petites formes arrondies, décrites par Babès, Pétrone, Van Ermengem et Ceci. Nous les prenions autrefois pour des microcoques, sans trop nous expliquer comment des tubes fermés depuis leur ensemencement pouvaient devenir aussi impurs. Jamais nous n'y rencontrons de bactéries communes ou de moisissures. Ces dernières, cependant, auraient dû pénétrer dans l'intérieur de quelques tubes, aussi bien que ces coccus que nous y observions communément. Nous avons analysé, par la méthode des cultures sur plaques, le contenu des tubes remplis de coccus. Les plaques n'ont présenté que des colonies de bacilles-virgule. En examinant le contenu de tubes anciens, complètement liquéfiés, nous avons observé, dans le dépôt inférieur, certaines formes décrites par Ferran et Van Ermengem. L'observation méthodique d'un grand nombre nous a permis de suivre, pas à pas, l'évolution du bacille-virgule. Nous avons, à cet effet, examiné le contenu de vingt tubes environ, ensemencés depuis un temps variant de quatre mois à quelques heures. Les formes les plus jeunes du bacille-virgule ont été étudiées sur des plaques de gélatine, faites avec une culture assez diluée pour n'obtenir que des colonies fort éloignées les unes des autres. Comme technique, nous prenons, au bout d'une aiguille de platine stérilisée, une parcelle de la culture à examiner. Nous l'étalons sur une lame de verre. Au moment où la petite couche de liquide prend un aspect terne, par suite de la dessiccation, c'est-à-dire au bout de une à deux minutes, nous la recouvrons d'une goutte d'une solution aqueuse, très diluée, de violet 6 B., puis d'une lamelle. La préparation est aussitôt examinée à l'aide d'un objectif homogène (1/12ᵉ de Zeiss — 1/20ᵉ de Verick) et de l'éclairage Abbé. Tous les micro-organismes se colorent en violet; quelques-uns sont immobiles. La plupart se présentent à l'observateur à l'état de vie, ce qui permet d'étudier leurs mouvements et leurs transformations.

On peut rendre les préparations persistantes en les lutant avec soin avec une solution de Baume du Canada sec dans le chloroforme.

1° *Plaque de gélatine de 24 heures.* — Les colonies se présentent sous forme de taches arrondies, blanchâtres, de quelques dixièmes de millimètres de diamètre, au fond d'une petite dépression en cupule. On n'y observe que des virgules types et de petits éléments incurvés, plus courts que les virgules, souvent adhérents à l'extrémité de celle-ci. Nous n'avons pas à nous étendre sur ces faits, qui ont été constatés d'abord par Koch, et depuis par bien des observateurs. On peut suivre le mode de développement du bacille-virgule. On le voit en quelques heures s'allonger, se re-

courber légèrement en S, puis s'étrangler à l'union des deux virgules, qui se séparent et jouissent dès lors d'une individualité
distincte.

2° *Plaque de gélatine de 48 heures.* — Les colonies prennent
leur aspect pathognomonique. La cupule s'élargit. La tache centrale se diffuse peu à peu, et la colonie se trouve constituée par
une petite cupule présentant une zone centrale blanchâtre, une
zone moyenne d'aspect grisâtre (examen à la lumière directe). La
périphérie offre l'aspect d'un étroit anneau, constitué par la zone
moyenne condensée. A la lumière réfléchie, la zone centrale arron-
die est opaque, et la zone moyenne est plus claire que la zone pé-
riphérique. Ces trois zones sont uniquement constituées par des
bacilles-virgule, en couche plus compacte au centre, et déterminent, par suite de leur développement, l'extension de la cupule et
la liquéfaction de la gélatine de proche en proche. La colonie, à ce
moment, présente, en outre des virgules en segmentation, quelques spirilles ébauchées.

3° Si nous examinons la même plaque à la fin du troisième jour,
nous remarquons que plusieurs colonies se sont confondues. La
liquéfaction est très avancée, et à la surface des points liquéfiés
existe une pellicule analogue à celle qu'on observe dans les tubes
de gélatine, au bout de quelques jours. L'examen de cette pellicule y démontre une grande quantité de virgules, et aussi des
spirilles en grand nombre. On y voit peu d'organismes en voie de
segmentation. Quelques bacilles-virgule ou quelques formes en S
présentent des points plus clairs, comme les a fort bien décrits
M. Babès, et d'autres portent soit sur leur partie convexe, parfois sur leur concavité, soit à leur extrémité, une petite granulation plus colorée par le violet que le bacille lui-même, de volume
d'abord très petit (à peine 0,1 μ) et pouvant plus tard s'accroître
beaucoup en diamètre. Ces granulations sont assurément celles
qui ont été observées par Pétrone (voir plus haut). Parfois elles
deviennent libres. Plus souvent elles augmentent de nombre, au
point de se substituer au bacille-virgule qui disparaît peu à peu,
pour faire place à un amas plus ou moins incurvé, plus ou moins
volumineux ou irrégulier, de ces éléments. On observe parfois
un de ces petits amas où l'on peut distinguer des débris ou des
vestiges de bacilles-virgule. Les corpuscules arrondis, soit en
amas, soit libres dans le liquide, présentent une coloration bien
moins intense qu'au début de leur formation, alors que le bacille-
virgule en est hérissé.

4° *Culture ensemencée le 7 mai. Examinée le 9 juin. (Culture
de 33 jours.)* — Une parcelle de la pellicule qui recouvre la gélatine liquéfiée montre des bacilles-virgule augmentés de volume,
renflés et déformés. Il persiste des virgules et des spirilles typi-

ques, mais toujours ces formes, dans les cultures anciennes, sont plus volumineuses, moins grêles que dans les cultures récentes. (Ce fait s'observe pour bien d'autres micro-organismes, notamment dans les cultures des microcoques.) Beaucoup d'entre eux sont hérissés de petites boules, souvent assez volumineuses, et siégeant souvent à leur extrémité, qui semblent n'adhérer à la sphère que par un point grêle et rétréci. Dans le liquide, beaucoup de ces sphères sont libres. Le diamètre des sphères libres varie beaucoup (de 0,1 µ à 4 et 5 µ).

5° Même culture. Examen du dépôt qui se trouve au fond du tube. Profondément, on ne trouve ni les bacilles gonflés, ni les formes normales que nous avons rencontrées dans la pellicule superficielle. Dans notre préparation, où tous les organismes sont doués de mouvement, on observe surtout une quantité de virgules ou de spirilles fort pâles, hérissées de petites granulations plus colorées. Ces virgules sont souvent gonflées, déformées, présentent une extrémité plus foncée, tandis que l'autre porte une petite sphère bien distincte. Parmi les sphères de tout volume libres dans le liquide, beaucoup sont accolées entre elles. Souvent une grosse sphère en présente à sa surface une, deux, trois, plus petites, en général plus colorées que la grosse. Souvent ces sphères existent sous forme d'amas, pour présenter l'aspect que nous avons déjà décrit plus haut, ou bien celui de corps muriformes. Les granulations libres se présentent souvent sous forme d'une virgule toute petite, presque incolore, avec un point un peu plus foncé à chaque extrémité. Quelques-unes sont irrégulières et présentent deux ou trois angles mousses plus colorés que le reste de la granulation.

6° *Culture sur l'Agar-Agar du 9 mai. Examinée le 17 juin.* (*Culture de* 39 *jours.*) On retrouve ici toutes les formes décrites plus haut. Toutefois, on ne voit que rarement des bacilles hérissés de granulations. Ce sont, soit des spirilles plus ou moins allongées et irrégulières, soit surtout des granulations libres, de volume variable, groupées deux à deux, etc., etc. Dans cette culture et dans la précédente nous avons observé des bacilles de longueur variable présentant, comme les bacilles à *oogone* de Ferran, une sphère à l'une de leurs extrémités. Un de ces bacilles présentait une partie centrale claire, et deux extrémités foncées à chacune desquelles adhérait légèrement une petite sphère. Souvent la partie de la sphère qui adhère au bacille est plus colorée. Parfois une de ces sphères présente un court bacille à l'un de ses pôles, et à l'autre une sphère toute petite et fort colorée.

Quelle est la nature de ces granulations? Nous avons vu que Ceci et Van Ermengem ont obtenu, en ensemençant ces granulations, des cultures pures de bacille-virgule. Nous avons observé le même fait. Les cultures étaient donc restées pures; mais rien dans cette expérience de contrôle ne prouve que les granulations observées soient fertiles. Nous avons fait à ce sujet l'expérience suivante :

1° Une parcelle fort minime d'une culture âgée de trois à quatre jours est ensemencée dans un tube de gélatine liquéfiée à la température de 35°. Une parcelle de cette gélatine, agitée pendant quelques secondes, sert à ensemencer un second tube qui, après agitation, est versé sur une plaque de verre stérilisée.

2° La même expérience est faite, en passant par le même volume de gélatine, avec cette différence que la culture ensemencée est une culture âgée de quatre mois, et que la parcelle ensemencée dans le premier tube est assez volumineuse. Au bout de quarante-huit heures, on observe sur la première plaque quatre-vingts à cent colonies, tandis que la seconde n'en montre que quatre à cinq. La culture qui a servi à ensemencer cette dernière contient une quantité prodigieuse de granulations, sphères, etc., que nous avons décrites. On y retrouve de très rares |bacilles-virgule. (Voir nos examens de culture, 4e, 5e et 6e.)|

Nous sommes bien forcés de conclure de ces faits que les éléments arrondis, etc., sont restés stériles, et que les seuls éléments capables de se reproduire sont les virgules et les spirilles, avant la production des formes arrondies, simples phénomènes d'involution, de destruction du bacille-virgule.

M. le Dr Virchow, à la conférence sanitaire de Berlin, et M. le Dr Koch avaient déjà émis l'opinion que les formes observées par M. Ferran n'étaient que les formes d'involution du bacille-virgule. L'étude que nous avons faite de l'évolution de cet organisme concilie tous les faits observés isolément par divers expérimentateurs : Babès, Van Ermengem, Ceci, Petrone, Ferran, etc.

Nous croyons, toutefois, avoir fait faire à la question de la morphologie du bacille-virgule un certain progrès en étudiant méthodiquement son évolution, et surtout les formes constituées par ces bacilles hérissés de granulations arrondies, formes intermédiaires entre le bacille-virgule de Koch et les granulations, sphères, oogones, décrits par d'autres auteurs.

M. le Dr Ferran a observé ses cultures sans coloration. Ce procédé est aussi défectueux que celui qui consiste à examiner les cultures colorées, mais après dessiccation. Le bacille-virgule est, en effet, de ceux qui résistent le moins à la sécheresse. L'air chaud, même l'air sec à 25° le ratatine, le rend méconnaissable, et le tue en quelques instants. Les préparations desséchées et colorées ne donnent donc pas d'images précises. Le mieux certes est d'associer aux avantages de la coloration celui d'observer le bacille-virgule vivant et mobile. M. Ferran décrit le développement du bacille-virgule dans des cultures dans le bouillon ; son bouillon est peu nutritif, et il l'additionne de bile. Or, dans le bouillon, c'est au bout d'une heure ou deux à peine qu'on observe les formes typiques du bacille-virgule en pleine période de développement. On sait que les cultures marchent incomparablement plus vite dans le bouillon que dans les milieux solides. Une culture dans le bouillon, au bout de deux heures, est déjà très ancienne au point de vue de l'évolution du microbe ensemencé, alors que sur les plaques de gélatine ce microbe est, au contraire, tout au début de son développement. L'interprétation qu'a faite le Dr Ferran des formes arrondies observées dans ses cultures est donc tout à fait défectueuse. Son bouillon, au bout de vingt-quatre heures, contient en majeure partie les formes d'involution du bacille-virgule. Il nous a semblé bien plus logique d'étudier l'évolution du microbe dans un milieu solide où le développement est bien plus lent, et, partant, l'observation plus facile. Le moment précis où l'on observe les formes de développement est celui où ce développement est en pleine activité. Cette période, nous la trouvons précisément sur les plaques de gélatine, à l'époque où les colonies, qui ont chacune pour point de départ *un seul* bacille-virgule, commencent à poindre. Les formes observées par Ferran et décrites par lui comme des formes de développement ne s'observent, au contraire, que dans des cultures anciennes. Le bacille-virgule est aérobie ; il subit les phénomènes d'involution quand le pouvoir nutritif de la gélatine est épuisé, et surtout au fond du tube à culture, là où ne pénètre plus l'oxygène, arrêté par la pellicule superficielle. Quant à la projection du filament observée par Ferran, ainsi que la rupture de l'oogone, fécondée par le pollinide, il nous semble bien extraordinaire que l'auteur ait pu ainsi découvrir tout à coup des faits si extraordinaires, en se servant d'une technique fort imparfaite, alors que tant d'autres auteurs, et Koch en première ligne, à l'aide de méthodes perfectionnées, n'avaient observé rien de semblable.

Nous n'insistons pas à dessein sur la sporulation du bacille-virgule que Klebs et Ceci ont cru découvrir à Gênes. Leurs spores ne sont que les granulations dont nous avons décrit le mode de formation. D'ailleurs, justice est faite depuis longtemps de cette théorie. Les spores de Klebs et Ceci ne résistent pas plus que le bacille-virgule à la dessiccation ; elles diffèrent, comme l'a bien montré Van Ermengem, des spores endogènes des bactéries, sous bien des rapports. D'ailleurs, l'étude que nous avons faite du mode de production de ces corpuscules arrondis démontre qu'ils naissent à la surface et non pas dans l'intérieur du bacille-virgule. Nous compléterons d'ici peu nos recherches par de nouvelles expériences.

Nous ajouterons à cette communication que, de concert avec notre ami le Dr Chantemesse, nous avons pratiqué une longue série d'expériences sur les animaux.

Les injections intra-duodénales nous ont donné des résultats assez médiocres, et qui même nous permettent de mettre en doute que les cobayes tués si facilement par MM. Rietsch et Nicati, par Ceci et Van Ermengem soient bien morts du choléra. Bien au contraire, l'expérience de Koch, qui lui-même n'était pas satisfait des injections dans l'intestin grêle, nous semble beaucoup plus concluante. Nous reviendrons d'ici quelque temps sur ces faits. Une particularité toutefois nous semblait étrange dans le procédé de Koch, c'est la nécessité d'injecter de la teinture d'opium dans le péritoine des cobayes, après l'ingestion du bacille-virgule. Pourquoi cet opium ? Nous avons opéré de la même façon en remplaçant la teinture d'opium par du chlorhydrate de morphine ou par de l'extrait aqueux d'opium en solution dans l'eau distillée. Les cobayes ainsi traités ont survécu. Instituant alors une série d'expériences variées, nous avons constaté qu'on peut impunément injecter dans le péritoine d'un cobaye 0,04 centigrammes de chlorhydrate de morphine ou bien 0,33 centigrammes d'extrait d'opium ; on peut même aller à 0,06 ou 0,08 centigrammes de morphine sans provoquer même une somnolence marquée. Au contraire, l'injection péritonéale d'un centimètre cube d'alcool à 56° par 200 grammes du poids de l'animal le plonge quelques instants après dans la résolution. Cet état dure souvent une heure et même plus. L'injection sous-cutanée d'une même quantité d'alcool produit le même effet, mais un peu moins rapidement.

De cette analyse de l'expérience de Koch, nous conclurons donc, sous toutes réserves, que dans l'injection péritonéale de teinture d'opium, c'est l'alcool et non l'opium contenu dans la teinture qui nous paraît rendre l'animal sensible à l'action pathogène du bacille-virgule. Nous continuons en ce moment nos expériences d'inoculation et serons bientôt en mesure d'en faire connaître les résultats.

Nous avons répété sur des cobayes les expériences du Dr Ferran. L'injection sous-cutanée de 2, 3, 4 centimètres cubes d'une culture pure ne produit aucun autre résultat qu'un peu de gêne momentanée dans la démarche de l'animal (l'injection est pratiquée dans les cuisses). L'injection dans les veines ou dans le péritoine ne réussit pas mieux à donner le choléra ; il est indifférent d'employer pour ces injections une culture récente ou bien une culture ancienne ne contenant plus guère que les éléments décrits par M. Ferran. Il nous semble d'ailleurs phénoménal et contraire à tous les faits observés que le virus cholérique puisse agir par injection sous-cutanée, et nous ne pouvons que mettre en doute la présence du bacille-virgule de Koch dans la diarrhée des sujets (hommes ou cobayes) qui ont subi l'injection de Ferran.

Le contrôle de ces faits est d'ailleurs aisé pour celui qui possède à fond les méthodes de culture sur les milieux solides : il suffit d'assister à une inoculation préventive du Dr Ferran et d'analyser sur des plaques de gélatine, au point de vue des différentes espèces de microbes qu'on y peut rencontrer : 1° le liquide injecté ; 2° le sang du sujet inoculé, à l'époque où Ferran y rencontre ses coccus (germes du bacille-virgule) ; 3° la diarrhée du même sujet.

Les colonies du bacille du choléra asiatique sont assez caractéristiques pour ne pas être confondues avec celles d'une autre espèce.

Nous nous bornerons donc à croire, jusqu'à preuve du contraire, que le Dr Ferran inocule à ses sujets, comme l'ont écrit plusieurs auteurs, une septicémie bénigne, et nous refusons de reconnaître à ses inoculations aucune autre influence utile que celle de relever le moral des populations effarées.

Nous compléterons la communication précédente par l'énoncé des résultats que nous avons obtenus depuis huit jours, et présentés le 27 juin devant la Société de biologie.

L'inoculation du bacille-virgule, par la méthode de Koch, réussit tout aussi bien en substituant à la teinture d'opium l'alcool à 52° ou 54° centésimaux.

Les cobayes meurent en douze ou vingt-quatre heures avec de l'algidité, des crampes, de l'hypothermie ; quelques-uns ont présenté de la diarrhée. L'intestin fourmille de bacilles-virgule.

Les cobayes survivent souvent quand le coma déterminé par l'action de l'alcool n'a pas été suffisamment marqué.

Nous avons en vain tenté de déterminer les mêmes accidents en employant les plus fortes doses d'extrait d'opium ou de chlorhydrate de morphine en solution aqueuse; ces cobayes n'ont même pas éprouvé de somnolence.

Ayant remarqué que l'ingestion stomacale d'une certaine dose d'alcool plongeait rapidement, de même que l'injection péritonéale, le cobaye dans un état d'ivresse voisin du coma, nous avons tenté de déterminer le choléra chez ces animaux en supprimant l'injection péritonéale.

Après plusieurs essais infructueux, nous avons déterminé la mort en injectant dans l'estomac, par 100 grammes du poids de l'animal, 1cc8 d'alcool à 40°, contenant en dissolution 5 % de carbonate de soude: quarante minutes après, nous faisons pénétrer dans l'estomac une culture de bacille-virgule.

Des fragments du foie et du rein des animaux morts du choléra, ensemencés aussitôt après la mort, nous ont donné sur la gélatine des cultures de bacille-virgule, joint à quelques autres microbes.

Ces faits confirment ceux que nous avons signalés dans la séance du 13 décembre.

On le voit, M. Doyen est de ceux qui croient à la valeur pathogénique du bacille-virgule dans le choléra. Mais il ne semble pas nécessaire que ce microbe soit en cause pour produire les symptômes les plus saillants du choléra chez les animaux. En effet, ainsi que nous l'apprend le chroniqueur du *Concours médical*, M. le professeur Bouchard, qui, tout en ayant constaté la présence des bacilles de Koch dans les déjections et l'intestin des cholériques, est peu disposé à leur accorder une valeur pathogénique absolue, a réalisé une expérience des plus curieuses, laquelle semble prouver que le *syndrôme cholérique est dû à une intoxication*, et non à une infection. La maladie est bien, à l'origine, une infection très probablement ; sa marche, son mode de transmission, si analogues à ceux des autres maladies infectieuses les mieux connues, plaident en faveur de sa nature infectieuse. Mais l'agent infectieux, qu'il soit ou non le microbe de Koch, une fois introduit dans l'organisme, y crée spontanément un poison ou met l'organisme dans des conditions telles qu'un poison s'y développe, poison auquel sont attribuables les symptômes les plus saillants de la période algide du choléra.

L'expérience de M. Bouchard consiste à injecter par la voie intra-veineuse, à des lapins, de l'urine de cholériques, dans laquelle on s'est assuré qu'il n'existe ni bacilles-virgules, ni aucune espèce d'organismes figurés. Peu après l'injection d'une faible quantité de cette urine, les lapins présentent de la cyanose des muqueuses, de l'hypothermie, des contractures tétaniques intermittentes des membres postérieurs, de l'anurie, et ils succombent avec l'intestin plein de déjections liquides grisâtres ou rougeâtres, tout à fait analogues à la purée cholérique, mais dans laquelle n'existent pas de bacilles-virgules. Cette remarquable expérience semble donc prouver que si le bacille-virgule existe le plus habituellement, sinon constamment, chez les cholériques, ce n'est pas à lui que sont imputables les accidents les plus caractéristiques : cyanose, algidité, crampes, anurie, et selles en purée, mais probablement à un poison chimique encore inconnu.

Ce poison n'existerait-il pas normalement dans l'urine ? On sait que MM. Feltz et Ritter, dans un important travail sur l'urémie expérimentale, ont cherché à déterminer, en injectant l'urine en nature dans les veines des chiens, le pouvoir toxique de l'urine normale, et qu'ils l'ont presque exclusivement rapporté aux matières salines, et particulièrement à la potasse.

Quoi qu'il en soit, les expériences du professeur Bouchard paraissent autoriser l'opinion de Ferran, qui attribue le choléra, non à la présence même du bacille-virgule dans l'organisme, mais à un produit toxique sécrété par lui.

VI

Les travaux de Ferran jugés par les Sociétés médicales
d'Espagne.

Je reviens aux travaux du Dr D. J. Ferran. Son *Peronos-*
pora est-il bien l'agent infectieux du choléra, et son virus
atténué est-il bien le vaccin bienfaisant qu'on pourra désormais opposer, avec succès, aux épidémies cholériques ?

Question épineuse et difficile à résoudre, qui, dans ces derniers mois, a passé par les phases les plus opposées.

Les jugements émis par les Sociétés savantes d'Espagne ont
tous été favorables au Dr Ferran. La première d'entre elles,
l'Académie royale de médecine de Barcelone, à qui la municipalité transmit le rapport que lui avait adressé le médecin de Tortosa sur les résultats de sa mission à Toulon et
à Marseille, et de ses recherches microbiologiques faites en
France et à son retour en Espagne, nomma dans son sein
une Commission chargée de vérifier ces expériences et ces assertions. Composée de six membres éminents : les Drs Carre-
ras-Aragò, Bertran, Ginè, Roig y Bofill, Soler et Rodriguez
Mendez, rapporteur, cette Commission refit, avec grand soin,
toutes les expériences de culture, d'examens microscopiques
et d'inoculations, qu'avait décrites le Dr Ferran; et, dans un
long et remarquable rapport qu'ont reproduit presque tous
les journaux médicaux espagnols, elle confirma ces constata-
tions et conclut dans un sens absolument conforme aux dires ·

du microbiologiste catalan. Il serait trop long de rapporter ici les seize conclusions de ce rapport [1], mais elles n'ont certainement pas été étrangères à la confiance qu'a inspirée au

1. Voici cependant les principales de ces conclusions : 2° Le bacille-koma de Koch ne représente qu'une des phases d'un microorganisme dont l'évolution morphologique est assez complexe.

3° Le bacille-koma de Ferran, recueilli à Marseille et cultivé à Tortosa et à Barcelone est identique à celui de Koch à tous égards, et aussi à celui de Van Ermengem, ces trois bacilles n'étant qu'un seul et même organisme.

4° Les études très suivies et consciencieuses du Dr Ferran, contrôlées par la Commission, à quelques corrections près, prouvent sans aucun doute que ce phyto-parasite, dans toute sa morphologie, parcourt les phases suivantes : filament spiroïde, apparition de spores dans son intérieur, issue de ces spores qui s'accroissent, hétérogénéité de leur contenu, conversion en corps mûriforme, issue d'un jet de protoplasma, condensation de celui-ci et formation d'une spire très fine, qui forme le thallus de nouvelles végétations.

6° En dehors de toute autre influence, les injections de liquides de culture ont pour effet une action pathogénique marquée, souvent mortelle, et même rapidement; et puisqu'il s'agit d'une inoculation avec des produits cholériques, vu les phénomènes observés dans la vie et la mort, il est permis d'admettre ici une analogie avec le choléra asiatique.

7° Ces faits ont été corroborés en grande partie par Van Ermengem. (Oogones, oosphères, et syndrôme des inoculations, et, en outre, diarrhée séreuse dans les cas d'injection pratiquée dans le duodénum vide, diarrhée dans laquelle existent des komas cultivables en séries, arrivées jusqu'à la quarante-deuxième, causant toujours la mort chez le lapin.)

13° En diminuant la dose ou atténuant par la seule action de l'oxygène et du temps l'énergie des cultures, on obtient un liquide d'action moins intense, qui, après des malaises peu accentués, rend les cochons d'Inde rebelles aux effets des doses les plus élevées et des cultures les plus virulentes.

14° Ces mêmes expériences étant tentées chez l'homme, mais à dose moindre, le fait de préservation est aussi évident que chez les animaux.

15° Ces déductions, eu égard à la prophylaxie, font concevoir l'espérance qu'on a rencontré le moyen d'éviter le choléra, mais ceci ne peut être affirmé avant de passer par l'épreuve d'une épidémie.

peuple espagnol la vaccination cholérique du Dr Ferran, à laquelle les douloureuses circonstances que traverse l'Espagne fournissent un vaste sujet d'épreuve. Je noterai ici, en passant, cette constatation sur laquelle j'aurai à revenir, c'est que dans toutes ses expériences d'inoculation sur les animaux, la Commission a utilisé indistinctement les cultures à elle fournies par le Dr Van Ermengem et celle de Ferran, sans observer la plus légère différence d'action entre les unes et les autres : elle avait soin de les examiner auparavant sous le champ du microscope, et elle constata dans chacune la persistance de leurs caractères morphologiques.

L'Académie de médecine de Valence, à son tour, a eu à se prononcer sur les travaux du Dr Ferran : si tous ses membres ne jugent pas la doctrine du médecin de Tortosa de la même manière, du moins l'ont-ils tous accueillie très favorablement, et ont-ils nommé, avec enthousiasme, son auteur membre correspondant de leur savante Société, par estime pour ses études sur le choléra.

De leur côté, l'Académie de médecine et le Conseil royal de santé de Madrid consultés, ont répondu en désignant une Commission chargée d'examiner la question, et cela d'après un programme détaillé comprenant : 1º les principes scientifiques sur lesquels se fondent les expériences du Dr Ferran; 2º les procédés employés par lui; 3º le mode d'inoculation et les effets produits sur l'organisme. La Commission devait donner son appréciation avec toutes les observations qu'elle jugerait utiles ou nécessaires.

Cette Commission, composée des Drs F. Alonso Rubio, A. Maestre de San Juan, Al. San Martin et D. Ant. Mendoza, a rendu son jugement si favorable au Dr Ferran, malgré certaines restrictions d'ordre non scientifique faites par un de ses membres, que le ministère leva de suite l'inexplicable interdiction de pratiquer la vaccination cholérique, considérée à tort comme un remède secret, et réglementa au contraire les conditions dans lesquelles cette opération devait être pratiquée. (Ordre royal du 27 mai 1885, signé Romero y Robledo.)

Par ailleurs, le ministre de la marine espagnole avait délégué à Valence, pour étudier la vaccination cholérique, le docteur Vic. Cabello, et sur son rapport également favorable à cette opération, il l'a chargé d'inoculer les marins de l'État et les troupes résidant à Valence et à Carthagène.

A son tour, le ministre de la guerre a autorisé les troupes espagnoles à se faire vacciner contre le choléra. Ce n'a pas été cependant sans difficulté, sans que le Dr Ferran ait subi bien des déboires et ait été l'objet de bien des attaques et des accusations les plus basses, que sa vaccination a obtenu droit de cité en Espagne. Mais ce n'est pas ici le lieu de raconter ces incidents fomentés par des considérations étrangères à la science, et où, comme l'écrivait Ferran lui-même à M. Pasteur, la politique a eu une grande part : ce sont là *cosas de Espana*, je ne m'y arrêterai pas.

J'ajouterai cependant que des Commissions médicales envoyées à Valence par les municipalités d'autres grandes villes de la péninsule, telles que Saragosse, Séville, Linarès, Alicante, Malaga, Ciudad-Real, Saint-Sébastien, Logroño, Cordoue, etc., ont toutes rendu un jugement concordant avec celui des Académies de Barcelone, de Valence et de Madrid, et demandant que l'État encourage la vaccination pratiquée selon la méthode de Ferran.

C'est ainsi qu'a conclu également le D^r Ed. Garcia Sola, professeur à la Faculté de médecine de Grenade, en présentant à la députation provinciale de cette ville son rapport sur sa mission à Valence, où il avait été envoyé par elle pour étudier le choléra et la vaccination cholérique.

D'autres Commissions doivent encore être envoyées auprès de Ferran pour étudier et suivre de près ses travaux : telle celle que la députation provinciale et la municipalité de Salamanque viennent de désigner d'un commun accord, malgré, il faut le dire, l'avis contraire de personnes marquantes dans la ville par leur savoir ou leur position.

On sait aujourd'hui que les missions françaises, à la suite d'incidents que je ferai connaître plus loin, n'ont pu ou n'ont pas cru pouvoir remplir le but pour lequel elles avaient été envoyées en Espagne. Et il nous faut attendre pour savoir si les missions italiennes et allemandes ou de tout autre pays, plus heureuses, auront à émettre leur jugement sur les travaux et la méthode prophylactique du Dr D. J. Ferran.

En outre des Sociétés savantes auxquelles des rapports ont été présentés par les Commissions qu'elles avaient choisies dans leur sein à cet effet, il en est d'autres devant lesquelles des communications ou des conférences ont été faites sur les découvertes de Ferran. Ainsi, en mai dernier, le Dr Comengo a raconté en détail, devant l'Académie médico-chirurgicale de Madrid, les travaux de Ferran à Alcira, et expliqué la méthode préventive de l'infection cholérique. Cette sorte de conférence a été des plus instructives, et elle a contribué assurément au succès du médecin de Tortosa et à la diffusion de la Ferranisation en Espagne.

Les hydrologues espagnols ont, de leur côté, voulu montrer tout l'intérêt qu'ils attachent aux travaux de leur compatriote. Par bien des côtés, la question choléra intéresse les médecins et les villes d'eaux. Le Dr D. Eduardo Moreno, directeur des *Annales de la Société espagnole d'hydrologie médicale*, a donné, au siège de cette Société, une conférence sur l'inoculation anticholérique du Dr Ferran. Le conférencier a vu de près les études, les faits et gestes de son confrère et ami, et il a pu en parler en connaissance de cause, avec des détails intimes, et d'une façon persuasive et entraînante. Dès le début de sa causerie, il a bien voulu rappeler que ma brochure sur *le Peronospora Ferrani*, et mes articles de la *Revue d'hydrologie pyrénéenne*, les premiers qui aient paru en France, dit-il, sur les travaux du Dr Ferran, ont été l'occasion provocatrice de sa conférence. Je remercie mon savant et aimable collègue de la Société d'hydrologie de Madrid d'avoir ainsi fait ressortir le léger mérite de mon premier travail sur les recherches du Dr Ferran, et j'espère que cette seconde édition lui donnera plus de satisfaction encore.

Une autre conférence a été donnée le 10 juillet à l'Athénée

littéraire de Madrid, par le Dr A. Gimeno, qui n'a pas craint de combattre ouvertement les calomnies dont Ferran a été l'objet dès le début de ses vaccinations, et les suppositions absurdes que le public a émises sur la nature de son vaccin. Les inconvénients des injections vaccinatrices se réduisent à une vingtaine d'abcès sur plus de trente mille injections. Quant à la crainte de voir ces inoculations favoriser la diffusion du choléra, pour les médecins qui n'acceptent pas le bacille-virgule comme agent cholérigène, elle n'est pas fondée ; et pour les autres, il suffit de leur répondre qu'on ne rencontre pas de bacilles-virgules dans les déjections des personnes vaccinées qui ont par hasard, — et elles sont en petit nombre, — de la diarrhée à la suite de l'inoculation. Est-ce la ferranisation qui a développé l'épidémie si épouvantable de Murcie et celle d'Aranjuez, où elle n'a jamais été pratiquée ?

La valeur des statistiques est garantie par la signature des médecins, et, quand cela est possible, par celle du curé de la paroisse, par le secrétaire de la mairie et par les alcaldes eux-mêmes ; c'est surtout dans les petites populations qu'on peut le mieux vérifier les statistiques, et ce sont les plus favorables, témoins celles de Cheste et de Benifayò.

Dans une allusion aux incidents survenus entre Ferran et la mission française présidée par M. Brouardel, le Dr Gimeno a pris nettement la défense de son compatriote et ami, et montré qu'il n'y a jamais eu de secret dans la préparation de ses liquides de culture, préparation qu'il a fait connaître depuis longtemps déjà. Au milieu d'applaudissements chaleureux, il a terminé en suppliant le gouvernement de son pays d'être plus impartial pour Ferran, et de ne point empêcher ses vaccinations, ce qui serait au détriment de l'humanité, de la science et de la patrie !

Par ailleurs, la Société d'hygiène de Madrid a discuté, depuis longs jours déjà, avec une animation extraordinaire et devant un public nombreux, la méthode prophylactique de Ferran. Après le Dr Cortezo, peu favorable à cette méthode, et auquel a répondu notre ami A. Pulido, les Drs Gimeno, Espina

et Cuesta ont pris part au débat. Les arguments et les faits
n'ont pas manqué pour et contre la Ferranisation, et il n'en est
resté dans les esprits qu'un état de doute, propre d'ailleurs à
toutes les controverses soulevées sur le terrain de la médecine.
Il n'y a pas de meilleure pierre de touche, pour éprouver la
valeur de la vaccination contre le choléra, que l'expérience
clinique faite dans des conditions sérieuses, et à laquelle les
circonstances si douloureuses que traversent nos infortunés
voisins n'ouvrent qu'un trop vaste champ.

L'Académie de médecine de Madrid tient séance tous les
jours pour arriver à émettre son avis sur le rapport de la Commission envoyée par elle à Valence, afin d'étudier le système
Ferran. Avec un zèle digne d'éloges, elle examine tous les
côtés de cette grave question, et n'omet rien de ce qui peut
éclairer son jugement. Le Dr Santero fils s'est prononcé contre
la vaccination ferranienne, qu'il considère comme dangereuse,
et a demandé, en conséquence, qu'elle soit interdite. Quatre
académiciens seuls ont appuyé cette proposition, qu'ont com-
battue au contraire énergiquement les Drs Al. Rubio, Puerta,
A. Pulido, Calvo et Iglesias. La Commission académique a
rendu un jugement assez analogue à celui qu'avait émis déjà
une première Commission envoyée à Valence; ce jugement,
favorable au Dr Ferran, sera probablement approuvé par
l'Académie.

Au moment même du tirage de ces pages, je trouve dans les
journaux médicaux espagnols les conclusions adoptées par
l'Académie de médecine de Madrid, et aussi celles votées par
l'Académie de Saragosse. Cette dernière reconnaît la présence
du bacille de Koch dans les liquides vaccins du Dr Ferran,
mais n'admet pas l'immunité que leur inoculation procurerait.

Voici les conclusions de l'Académie de médecine de Madrid
relatives aux travaux de Ferran :

« 3° L'Académie accepte que le bouillon inoculateur de Ferran contient des virgules, comme l'a observé et affirmé la
Commission, mais en ajoutant que l'énergie des bouillons peut
varier selon la culture et la préparation, c'est-à-dire selon

qu'il y a, dans une même quantité de liquide, une plus ou moins grande quantité de virgules.

« 4° L'Académie ne peut admettre sans restriction que *l'inoculation est inoffensive,* comme l'a affirmé la Commission, parce qu'il n'est pas possible d'affirmer catégoriquement, en supposant qu'il se produise un choléra artificiel, qu'elle ne présente pas quelque danger pour les populations non infectées et parce que, par idiosyncrasie individuelle, ou par décomposition des liquides employés, ou pour d'autres motifs, les sujets inoculés peuvent éprouver quelque dommage.

« 5° L'Académie ne possédant aucune statistique faisant foi et exacte ne peut affirmer l'efficacité du procédé.

« 6° L'Académie, s'appuyant sur la conclusion quatrième de la Commission officielle, ne voit pas de motif légal ni de raison pour empêcher les inoculations sous la responsabilité du Dr Ferran, bien qu'elle croie nécessaire d'informer le public des doutes que conserve la science et des effets produits sur l'individu inoculé.

« 7° L'Académie ne peut recommander ni protéger le procédé Ferran tant qu'il y aura un secret quelconque, et que l'expérience ne prouve pas son efficacité. »

VII

La vaccination cholérique jugée par les faits
et les statistiques.

Dans tout ce qui a été écrit jusqu'à ce jour, le Dr J. Ferran a toujours professé que sa vaccination au moyen de cultures du *Peronospora Barcinonæ* devait, pour être jugée à sa juste valeur, subir l'épreuve de la pratique, et cela sur un nombre de cas considérablement étendu. Sans dissimuler que des oppositions passionnées se sont élevées contre sa méthode, surtout dans le monde et la presse politiques, sans cacher que des médecins honorables d'Espagne ont fait, dès le premiers temps de la mise en pratique de la *Ferranisation,* les réserves les plus expresses sur sa valeur prophylactique, je dois dire que la grande majorité des médecins, ceux surtout des villes éprouvées par le fléau, et ceux qui sont allés sur les lieux se rendre compte des choses, se montrent favorables à Ferran, quelques-uns même avec un véritable enthousiasme. On s'expliquera cette disposition des esprits quand on aura lu quelques chiffres que j'emprunte en partie à un long article de mon ami le Dr A. Pulido, publié dans *El Siglo Médico,* du 14 juin dernier, où il expose l'état actuel de la question Ferran. Après avoir mis en présence les partisans et les adversaires du médecin de Tortosa, après avoir montré les inconnues qui restent encore à dégager de l'étude du microbe cholérigène et de la valeur prophylactique de son inoculation, notre savant confrère de Madrid démontre par des chiffres jusqu'à quel point on peut avoir confiance en elle.

Je donne ici, relativement à la ville d'Alcira, celle où la vaccination cholérique a été le plus régulièrement appliquée jusqu'à ce jour, deux tableaux indiquant les rapports divers des victimes du choléra avec la population de la ville, avec le nombre des personnes vaccinées, etc. Cette population, d'après le recensement officiel auquel il ne faut ajouter aucune confiance, est de 16,000 habitants, mais le chiffre vrai atteint 22,000, ainsi qu'on a pu le voir plus haut par la lettre que le Dr Ferran m'écrivait d'Alcira. Sur ce nombre, du 1er au 31 mai, il y eut 7,043 personnes de vaccinées et 4,117 de revaccinées. Voici dans quelles proportions ces diverses catégories d'habitants ont été atteintes.

	Non vaccinés.	Vaccinés.	Revaccinés.
Malades........	121	14	9
Guéris..........	49	10	8
En traitement. .	15	1	1
Morts..........	57	3	0

Aucun des morts qui avaient été vaccinés n'a été attaqué après les cinq premiers jours qui ont suivi l'inoculation. Un d'eux fut inoculé ayant déjà la diarrhée prémonitoire.

Du 1er au 17 juin inclus, les vaccinés se sont élevés au chiffre total de 8,874, et les revaccinés à celui de 5,210, et l'on a compté :

	Non vaccinés.	Vaccinés.	Revaccinés.
Malades en traitement antérieur atteints en mai..	15	1	1
Malades atteints en juin...	71	10	8
Guéris....................	26	8	7
En traitement.............	15	1	1
Morts....................	45	2	1

Un des vaccinés morts a succombé dans les cinq premiers jours qui ont suivi l'inoculation.

Enfin j'emprunte à la *Revista de médicina dosimétrica,* de mon confrère et ami B. G. Valledor, une statistique *offi-cielle,* publiée dans son numéro du 1er juillet dernier, résumant et complétant les deux précédentes, et allant du 1er mai au 25 juin 1885. Ce tableau, signé de l'alcade Pedro Pla, et certifié par le corps médical d'Alcira, porte sur 9,100 personnes inoculées, dont 7,500 ont été réinoculées.

	Sujets non inoculés.	Inoculés.	Réinoculés.	Total.
Invasions........	261	32	27	320
Morts..........	120	7	3	130
Guérisons.......	99	20	19	138
En traitement....	42	5	5	52

A Algemesi, on a compté, à un moment donné, 263 cas sur des personnes non inoculées, et 8 seulement sur des personnes inoculées; — 136 des premières, à peine la moitié, ont guéri, quand 7 des autres guérissaient; la seule de ces personnes vaccinées qui soit morte est une enfant qui fut prise du choléra deux jours après sa vaccination et fort mal soignée. Or, dans les instructions qu'il remet aux sujets inoculés, le Dr Ferran a soin de dire que toute attaque de choléra survenue pendant les cinq premiers jours après l'inoculation se trouve en dehors de l'influence préservatrice de la vaccine. Sa vaccination, d'ailleurs, il le reconnaît lui-même, n'a pas plus que les autres vaccines la faculté d'empêcher d'une manière absolue l'attaque du mal, et l'immunité qu'elle donne n'est pas d'une durée illimitée. Il ne faut donc pas exiger de la *ferranisation* plus qu'elle ne peut donner.

Dans deux autres villes, les résultats ont été encore plus favorables; ainsi à Alberique, ville d'environ 5,000 âmes, sur 371 sujets vaccinés, 6 seulement ont été atteints du choléra et 3 ont guéri. Des données plus récentes accusent 8 invasions et une seule mort.

A Bellreguart, sur 300 personnes inoculées, aucune n'a été atteinte.

A Masanasa, il y eut 12 atteints sur 177 personnes vaccinées, et seules les deux d'entre elles qui furent vaccinées ayant déjà la diarrhée cholérique ont succombé.

En somme, des morts ayant frappé les individus inoculés, on doit retrancher celles survenues dans les cinq jours qui ont suivi la vaccination cholérique.

Ces statistiques paraissent donc plaider tout à fait en faveur de la méthode de Ferran. Et c'est dans ce sens qu'elles sont interprétées par les populations : en effet, à Silla, ville limitrophe de Benifayò, les habitants, enthousiastes des résultats merveilleux obtenus par ces inoculations, ont adressé à M. Canovas, président du conseil des ministres, une supplique demandant que ces inoculations soient autorisées chez eux, au moment où ils ont tant d'angoisses devant les horreurs de l'épidémie régnante. Il paraît que M. Canovas del Castillo suit avec intérêt les expériences du Dr Ferran, et est tout disposé en faveur du médecin catalan.

J'ajoute qu'il se distribue en ce moment, en Espagne, un document imprimé, de huit grandes pages, contenant des attestations et des renseignements nombreux en faveur de la méthode préventive du choléra ou vaccination cholérique du Dr Ferran.

Cependant, pour être impartial et aussi complet que possible, je dois dire que des médecins sérieux n'hésitent pas à formuler leur peu de confiance dans les inoculations anticholériques. Parmi eux, un médecin distingué de Barcelone, M. le Dr Gil y Morte, a essayé de démontrer à l'Institut médical de cette ville que les statistiques n'étaient pas favorables à la vaccination ferranienne. Après avoir parlé de celles d'Alcira et d'Algemesi, M. Gil y Morte a cité le fait suivant, publié dans le journal (numéro du 9 juillet) *Enciclopedia Médico-farmaceutica* de Barcelone :

« A Masanasa, il y avait eu, au 20 juin, 277 individus inoculés, sur lesquels 12 avaient été frappés par le choléra, la période de cinq jours après l'inoculation étant écoulée. En retranchant les 177 vaccinés sur le chiffre de la population, laquelle est de 2,590 habitants, il en reste 2,410. Sur ce nombre, 22 ont été atteints par l'épidémie. Il en résulte que ceux-là qui ont profité de la *cholérisation* ont été frappés dans la proportion de 67 par mille et les autres de 9 par mille seulement. » Ce fait, comme on le voit, serait loin de prouver l'efficacité du procédé de vaccination de M. Ferran; aussi M. Gil y Morte semble-t-il insinuer que ces inoculations semblent produire un effet opposé à celui que promet le médecin de Tortosa.

Mais l'interprétation que lui donne notre confrère de Barcelone est-elle bien fondée? Des chiffres qu'il invoque il résulte qu'il y aurait eu de frappées, à Masanasa seulement, 34 personnes au total : ce nombre est-il bien exact? Ici encore des statistiques complètes, autorisant une déduction légitime, nous manquent.

De ces renseignements je rapprocherai ceux que donne au *British medical journal* (numéro du 18 juillet 1885) son correspondant particulier de Valence, à la date du 10 juillet :

« Dans ma dernière lettre, j'exprimais mes craintes au sujet de la possibilité d'obtenir des données nettes et précises sur la valeur des inoculations prophylactiques du choléra du Dr Ferran. Hélas! ces prévisions ne sont que trop réalisées, comme on va le voir : les faits sont, du reste, confirmés par la supérieure, l'aumônier, et des médecins impartiaux qui avaient assisté aux inoculations, s'il ne suffisait pas des rapports officiels où figurent chaque jour les nom, qualité, etc., de ceux qui sont morts après inoculation et réinoculation.

« Vers le milieu du mois dernier, l'asile des Petites-Sœurs des Pauvres fut atteint par le choléra, et en quelques jours soixante-trois de ses malheureux hôtes furent pris; en moins d'une semaine soixante-deux succombèrent. L'asile est situé sur l'autre rive de la Turia qui sépare la ville proprement dite des faubourgs, à l'extrémité même du pont qui la traverse. Le gouvernement, à cette nouvelle, ordonna d'abord le transfert de tout l'établissement dans une grande maison analogue, près de Burgasot, qui est resté longtemps indemne.

« C'est alors que le Dr Ferran offrit d'inoculer gratuitement les sœurs et leurs pensionnaires; elles refusèrent, ainsi que les prêtres, de se prêter à l'expérience. Il y avait quatre-vingts Petites-Sœurs dans cet établissement; le transfert à Burgasot commença, et une avant-garde de huit ou dix sœurs non inoculées furent expédiées, avec les pensionnaires, de la Maison Mère, où il en restait encore soixante et dix.

« Sur ces entrefaites, le médecin et d'autres membres du personnel de l'asile obtinrent, grâce à leur insistance, que les soixante et dix se fissent inoculer le 1er de ce mois. Elles étaient toutes en bonne santé, à l'exception de deux ou trois qui avaient un léger dérangement d'entrailles. Vers le 5, dix d'entre elles étaient mortes et enterrées; trois ou quatre sont mortes depuis et plusieurs sont dans un état extrêmement grave ; le reste, quarante sur soixante et dix, sont atteintes du choléra, tandis que pas une de celles qui ont échappé à l'inoculation n'a été prise.

« Ces faits ont alarmé le gouvernement qui télégraphia aussitôt de suspendre toute inoculation dans les villes, et de saisir tous les flacons, bouillons empoisonnés et seringues, et de prendre toutes les mesures légales pour intenter une action judiciaire au Dr Ferran et à ses aides. »

Tel est le récit du correspondant du journal anglais, mais voici sa contre-partie empruntée au *Gaulois* : c'est une conversation, un peu dramatisée peut-être, mais dont le fond doit être vrai, que son correspondant de Madrid a eue avec le docteur Ferran :

« — Jusqu'à présent, a demandé notre confrère, pouvez-vous vous dire content des résultats obtenus ?

« — Plus que je ne pouvais le croire. Ainsi, on a voulu faire une arme contre moi de ce qui s'est passé à l'hospice des Sœurs des pauvres de Valence, et je peux vous démontrer, avec des preuves à l'appui, que cette affaire constitue une grande victoire.

« Vous allez voir : Du 19 au 30 juin, il y a eu 63 pensionnaires de l'asile atteints, dont 63 sont morts, et en plus 10 sœurs atteintes et 3 décédées.

« L'épidémie était terrible dans cette maison; on vient me

chercher : je cours et j'inocule 80 sœurs, dont 10 avaient déclaré préalablement avoir la diarrhée.

« C'était le 1er juillet ; les trois jours suivants, 30 de ces sœurs se trouvent atteintes et 17 meurent. Tout le monde crie ; moi-même, je ne pouvais pas le croire ; mais j'attendais le cinquième jour ; il arrive ; je demande des nouvelles, et, la nuit, on me dit : zéro cas, zéro décès. Depuis ce moment, une seule sœur est morte : *elle n'était pas vaccinée!* »

Ce récit dans la bouche du Dr Ferran, trop directement intéressé en cette affaire, peut perdre de sa valeur probatoire ; mais quand on saura qu'il est confirmé de tout point par la plume de confrères autorisés, dans les journaux médicaux de Valence même, où se sont passés les faits qu'il raconte, on sera plus en mesure d'en juger sainement et en toute impartialité. Dans le numéro du 20 juillet de la *Cronica medica de Valencia*, le Dr Campa, après avoir fait ressortir les conditions déplorables d'hygiène dans lesquelles se trouvait l'Asile des Petites-Sœurs des Pauvres dans cette ville, dit en effet que, comme une étincelle communique le feu à des matières combustibles, le premier cas de choléra survenu dans cet asile contagionna si vite les pensionnaires que, dans deux jours, soixante-trois furent atteints et soixante-deux enlevés en peu de temps. La supérieure de la maison, effrayée, appela alors le Dr Ferran. Sans s'arrêter à cette considération que de ses inoculés un grand nombre pouvait de suite succomber à l'épidémie, empoisonnés qu'ils étaient déjà par cette atmosphère de mort, Ferran encourage les pauvres vieillards et leurs infirmières. Mais bientôt la nouvelle se répand, confuse et embrouillée, et le moins qu'on raconte c'est que, des sujets vaccinés, soixante-deux sont morts en vingt-quatre heures et que les autres vont mourir victimes aussi de la nouvelle découverte. Étrange confusion qui a fait croire que ces décès étaient dus à l'inoculation et non au choléra, quand, en allant au fond des choses, il a été prouvé qu'après le cinquième jour à partir de cette vaccination en masse aucun autre sujet vacciné n'est mort du choléra. Cet épisode, si bruyamment exploité par les adversaires de l'inoculation, dit notre confrère espagnol, n'offre rien de particulier, si ce n'est la confirmation d'un des principes de la vaccination cholérique, à savoir que celle-ci n'arrive à préserver sérieusement que cinq jours après l'inoculation.

Quant à moi, je me contente de mettre les documents sous les yeux du lecteur, à lui de juger !

A côté de ces documents, je rapporterai certains détails typiques qui, sans contredit, plaident en faveur de Ferran. A Benifayò, province de Valence, dans une rue où les habitants d'une seule maison se firent vacciner, il n'y eut qu'eux de préservés du choléra; de plus, j'ai eu ce détail de vive voix d'une personne à même d'être exactement renseignée sur ce qui intéresse cette ville, et qui n'est autre que M. le baron de Benifayò (à qui j'ai eu l'honneur de donner récemment des soins à Cauterets), de plus, dis-je, après que la *ferranisation* y a été pratiquée sur une large échelle, l'épidémie s'y est éteinte comme par enchantement. Le même fait s'est produit à Cheste. A Alberique, dans le faubourg le plus éprouvé par l'épidémie, il n'y eut de préservés que les sujets vaccinés. Dans cette même localité, une mère fit vacciner à Alcira l'aîné de ses fils : peu de temps après, il fut pris d'un choléra grave, et la mère, folle de douleur et tout en larmes, se mit à déclamer contre la vaccination au point d'inquiéter la population par ses cris. L'enfant cependant guérit, mais en revanche ses deux frères qui n'avaient pas été inoculés ont été pris du choléra et en sont morts. Aujourd'hui, leur mère déplore de n'avoir pas fait vacciner tous ses enfants et fait une propagande chaleureuse en faveur de la méthode de Ferran.

Dans quatre familles assez nombreuses d'Alcira, qui se firent inoculer, un seul membre de chacune refusa la vaccination anticholérique. Ces quatre individus ont été atteints du choléra et l'un d'eux en est mort.

Mais il n'y a pas que le peuple, la classe la moins aisée et la moins instruite, qui demande à être vaccinée. A Valence et ailleurs, les personnages les plus marquants de la société et toute la bourgeoisie sollicitent les médecins vaccinateurs. Enfin, ce qui prouvera en quelle estime le Dr Ferran est tenu dans les hautes classes de la société espagnole — je ne dis pas les hautes sphères gouvernementales — c'est que Mme la duchesse de Santoña lui a offert de fonder dans l'hôpital *del Nino Jesus*, créé par elle, il y a quelques années, à Madrid, un laboratoire complètement outillé, dans lequel il pourrait dignement et avec fruit poursuivre ses études microbiologiques qui l'ont amené aux résultats que l'on sait.

On verra plus loin, par les citations tirées du rapport tout récent dû au Dr Métadier, combien le peuple espagnol est enthousiaste de cette méthode préservatrice. Après les faits que je viens de rapporter, cela se comprend et s'explique.

VIII

*Les travaux de Ferran devant la presse médicale
française.*

J'ai exposé longuement les recherches microbiologiques de
Ferran, la méthode de vaccination cholérique à laquelle il
a attaché son nom, et les résultats sanitaires qu'elle semble
avoir produits. Voyons comment ces travaux ont été appréciés
dans la presse médicale française.

C'est particulièrement à un article très consciencieux et très
net, publié par le Dr Capitan dans le *Progrès médical*, que
je vais m'en référer. Cette étude, dont le fond a été emprunté
à ma brochure, ainsi que le dit aimablement son auteur, et
aux journaux médicaux espagnols auxquels j'ai fait moi-même
de nombreux emprunts, a paru si sérieuse au Dr Ferran qu'il
lui a consacré une longue réponse dans le numéro du 5 juillet
dernier de *El Siglo médico*. Ce double motif m'engage à faire
connaître ces deux documents, du moins en ce qu'ils présentent de neuf.

Le Dr Capitan étudie les deux points principaux des travaux
de Ferran, l'évolution de l'élément infectieux du choléra et,
en second lieu, la vaccination cholérique proprement dite. Il
donne ensuite un historique impartial et fort exact de ce qui
s'est passé à Alcira en fait d'inoculations, de la façon dont les
travaux de Ferran ont été contrôlés par l'Académie de médecine de Barcelone, de l'accueil singulier qu'ils ont reçu au

contraire de la part du Gouvernement espagnol, qui, revenant enfin sur une décision erronée et injuste, a autorisé les expériences d'inoculations cholériques. Mes lecteurs connaissent déjà tous ces détails. Après cela, le Dr Capitan examine avec une logique fort serrée la valeur des expérimentations de Ferran, les organismes qu'il a découverts et les résultats pratiques auxquels il a été conduit. Je transcris dans son entier cette dernière partie du remarquable article du jeune et savant médecin français ; on trouvera plus loin la réponse que lui a adressée le Dr Ferran.

« Il est d'abord un premier point qui étonne, dit notre confrère du *Progrès médical*, c'est celui de la singularité des organismes de Ferran et de l'étrangeté encore plus grande de leur évolution. Il est vrai que Klein, dans son rapport sur le choléra, a prétendu que bacille-virgule pouvait prendre une forme plano-convexe et se multiplier par fissiparité longitudinale. Celui-ci aurait vu des virgules gonflées contenant des petites sphères brillantes qui semblent être mises en liberté dans certains cas et constituer de petits coccus en chaînette qui, par la culture, reproduisent le bacille virgule [1]. Babès aurait observé une forme particulière de spirilles larges pouvant d'ailleurs être transformés en bacilles-virgule et qui, d'après Virchow, ne seraient que des formes anormales du bacille-virgule ou « comme les formations vésiculeuses sur les spirilles prolongés en fils de Ferran, que des produits de décomposition stériles [2] ». Mais, à côté de ces observateurs de valeurs fort inégales d'ailleurs, on peut citer des savants tels que Koch, qu'Ermengem et la plupart des médecins qui ont étudié la question à fond et qui n'ont jamais vu même une sporulation nette du bacille-virgule.

« Mais si le microbe de Ferran est bien étrange, non moins étrange est la manière dont il l'examine. Il recommande tout particulièrement « de ne pas faire des préparations sèches et

1. *Semaine médicale*, 18 mars 1885.
2. *Ibid.*, 2e conférence sur l'étiologie du choléra, 13 mai, p. 171.

colorées. Il est surtout indispensable d'examiner le liquide de
culture entre les deux lames de cristal sans préparation d'aucune sorte. » Voilà, certes ! une singulière façon de procéder ;
s'il est nécessaire, en effet, d'examiner parfois les cultures
sans coloration, on n'ignore pas que cet examen devient d'une
extrême difficulté, lorsqu'il faut employer des objectifs homo-
gènes, et par suite un condensateur. Or, pour saisir des détails
aussi fins que ceux indiqués par M. Ferran, un objectif à immersion d'huile paraît indispensable, et alors on se demande
comment il a été possible à cet observateur, sans le secours
des matières colorantes, de percevoir de si minimes détails
avec une si extrême précision. Il est encore un point bien
étrange : c'est celui de la non réussite des inoculations intra-
intestinales qui, depuis les travaux de Nicati et Rietsch, ont
constamment réussi même avec des quantités infinitésimales :
un cinquantième (Van Ermengem) et même un centième de
goutte (Koch) d'une vraie culture de choléra.

« On les voit, au contraire, échouer complètement avec les
cultures de Ferran. Inversement des cultures de choléra ont
été souvent injectées sous la peau par divers auteurs sans
donner de résultats valables. De plus, parmi les cobayes inoculés en série par Van Ermengem, dans l'intestin, avec des doses de cultures de komas qui les faisaient ordinairement périr,
quelques-uns résistèrent, mais ils succombèrent toujours à
une nouvelle inoculation sans avoir jamais eu d'immunité con-
férée par la première opération ; c'est là encore un ensemble
de faits absolument différents de ceux de Ferran. Mais il est
une autre objection bien plus grave ; elle a trait à la technique
qu'emploie l'auteur. Il se sert, pour ses cultures, de gélatine
et de bouillon.

« De la préparation de la gélatine, peu de chose à dire ; il
ajoute 21 gr. de gélatine à 300 c. c. de bouillon ; il chauffe dans
un bain de sel porté à 110°, neutralise, puis filtre, reçoit dans
un ballon stérilisé également dans un bain de sel et distribue
dans les tubes à essai qui ont passé à 150° ; puis ces tubes sont
ainsi conservés sans avoir été stérilisés de nouveau et, comme

preuve de leur pureté, il est dit qu'ils ne s'altèrent pas. Or,
une gélatine ainsi préparée est très peu riche en principes nutritifs et elle peut fort bien renfermer un nombre considérable
de microorganismes sans qu'ils puissent se multiplier faute
d'éléments nutritifs suffisants, et sans que, par suite, la gélatine devienne trouble ou se liquéfie. Nous doutons fort, d'ailleurs, que sur un pareil milieu, le bacille-virgule puisse évo-
luer avec vivacité. Donc, gélatine très insuffisamment nutritive et ayant bien des chances d'être impure. Pour le bouillon,
les causes d'erreur sont encore plus grandes; il est préparé,
d'après Ferran lui-même, suivant la méthode de Miquel, sans
ajouter ni peptone, ni chlorure de sodium. Malheureusement,
l'auteur espagnol, au lieu de suivre exactement les prescrip-
tions minutieuses du savant français, *stérilise* son bouillon
par le procédé de Tyndall, c'est-à-dire en le faisant bouillir
matin et soir, pendant quelques instants, trois jours de suite.
Or, on sait qu'il est absolument impossible de stériliser d'une
façon certaine aucun liquide de culture, si on ne le porte pas
pendant quinze minutes au moins à une température de 110 à
120°, *dans le récipient définitif où la culture doit se faire.*
Ferran a donc un bouillon qui peut fort bien être impur et
qui, tout comme la gélatine, à cause de la faible quantité d'éléments nutritifs qu'il renferme, constitue un milieu de culture
absolument insuffisant et est peut-être déjà infecté. Il est vrai
que la Commission académique, chargée de vérifier les recherches de Ferran, a étudié les germes de l'air de son laboratoire et n'y a rien trouvé de semblable à ce que fournissaient
les cultures. Quoi qu'il en soit, on est toujours en droit de
tenir pour suspects les milieux de culture employés par Ferran. Mais sa méthode de culture est bien étrange aussi. Nous
avons vu que le bouillon des ballons ensemencés était rapidement épuisé par la pullulation des oogones et que l'auteur,
pour lui donner de nouveaux principes nutritifs, y introdui-
sait un mélange de bouillon et de bile de porc; or, ce nouveau
liquide est stérilisé par simple ébullition, ce qui est absolument
insuffisant. Il est encore une grave cause d'erreur, c'est le

procédé qu'emploie l'auteur pour ensemencer ces ballons. Il
recueille dans le tube contenant la gélatine une petite parcelle de la culture, en faisant pénétrer *à travers* le tampon
d'ouate qui le bouche un petit tube effilé, avec renflement
médian. Après avoir rempli ce petit tube par aspiration, il le
sort en le faisant passer de nouveau à travers l'ouate et pour
ensemencer le ballon qui contient le bouillon, il le fait pénétrer de nouveau à travers le coton qui le bouche, puis y vide
son contenu en soufflant. Ce tube simple a donc traversé trois
fois les tampons de coton obturant les récipients; et, comme
ce coton destiné à filtrer l'air est rempli de microbes, il est
bien difficile d'admettre que ces opérations multiples n'en ont
pas fait tomber dans le bouillon qui, par là même, a pu être
altéré. Il nous a semblé nécessaire d'émettre ces objections en
présence de la singularité de l'évolution que Ferran attribue à
une seule espèce, et qui pourrait bien se rapporter à plusieurs
espèces dont les formes différentes pourraient parfaitement
simuler des états différents d'une seule variété. En somme,
pour terminer ce trop long exposé, nous dirons que M. Ferran
affirme l'existence d'un organisme bizarre, rappelant les singularités de ceux décrits par Freire, et on sait ce que valent
ces recherches, n'ayant aucune analogie avec les formes mi-
crobiques pathogènes connues. Quant aux procédés d'observation, ils ne sont pas moins étranges; l'absence de l'emploi des
matières colorantes est incroyable et semble incompatible avec
l'observation à de forts grossissements d'éléments très petits.
Les cultures ont été faites avec le manque absolu des précautions les plus usuelles; de plus, comme nous l'avons dit, les
milieux de culture sont insuffisants. Enfin, les inoculations
aux animaux éloignent encore plus de l'idée de choléra. De
quoi pourrait-il donc bien s'agir? Jusqu'à preuve du contraire,
— preuve qu'il serait d'ailleurs bien facile à M. Ferran de
faire, en envoyant quelques tubes et quelques préparations, —
nous sommes en droit de supposer ou bien qu'il s'agit de cultures impures, renfermant plusieurs espèces d'organismes, ou
bien que M. Ferran a découvert une maladie nouvelle, une

sorte de septicémie, ce que les symptômes observés chez les animaux permettent de soupçonner. Mais en bonne logique il est bien difficile, ainsi que nous venons de le voir, d'admettre qu'il s'agisse de cultures de l'agent infectieux du choléra, d'où la conclusion provisoire que le grand bruit fait autour des recherches de M. Ferran ne repose sur rien de valable, et que l'inoculation à l'homme est tout au moins inutile et ne doit vraisemblablement le protéger contre le choléra en aucune façon. D'ailleurs, la lumière se fera évidemment d'ici peu sur ce sujet, et nous serons les premiers à affirmer la réalité de l'évolution du microbe signalé par le Dr Ferran, si celui-ci produit de nouvelles recherches faites avec une technique *absolument exacte;* nous proclamerons aussi l'excellence de sa méthode de cholérisation, s'il fait la démonstration rigoureuse de son efficacité, tout comme nous avons cru être en droit, dans l'état actuel, de faire les plus expresses réserves sur la valeur de ses recherches et des applications qui en découlent. »

Comme je l'ai dit, le Dr Ferran a répondu, dans *El Siglo médico,* aux objections que lui fait le Dr Capitan. Après avoir constaté les dispositions opposées, les unes favorables, les autres hostiles, avec lesquelles ses études ont été accueillies en Espagne, après avoir rappelé les vexations dont il a été personnellement l'objet sous un prétexte politique (incorrigible péché de son pays!), le médecin de Tortosa en vient aux objections de son contradicteur, et s'étonne que le Dr Capitan n'ait pas songé à répondre à ses démonstrations de laboratoire et de statistique par des travaux de même caractère, et qu'il se soit au contraire contenté de les combattre par des raisonnements de cabinet. Il prend alors une à une les critiques qui lui sont adressées, et voici comment il y répond :

« Si le Dr Capitan avait lu avec attention le compte rendu de mes travaux, il n'aurait pas fait la première de ses observations, dans laquelle il s'étonne que je n'aie pas pu tuer les lapins en employant des doses massives, tandis que Nicati et Riestch, Koch et Van Ermengem ont pu déterminer le choléra chez ces animaux, en leur injectant des fractions de

6

goutte de culture pure de koma-bacille dans le duodénum. Ce résultat ne l'étonnerait pas s'il savait que les conditions expérimentales dans lesquelles nous nous sommes placés les uns et les autres sont très différentes. Ces Messieurs pratiquent les injections duodénales l'animal étant à jeun, tandis que les miennes sont faites l'abdomen étant complètement rempli. Il n'échappera pas à la pénétrante sagacité du Dr Capitan que ce changement peut exercer une influence sur le résultat définitif de l'expérience faite.

« Il avance également une affirmation inexacte quand il dit que dans les déjections des sujets inoculés on constate des oogones et des corps mûriformes. J'ignore où il a recueilli ce renseignement, mais il me suffit de dire qu'il est faux, et que je ne l'ai jamais signalé; au contraire j'ai dû répéter plus d'une fois que les déjections ne contiennent aucun produit réellement cholérigène; je considère les vomissements et la diarrhée, quand ils se présentent, comme un effet de l'intoxication sanguine produite par les ptomaïnes.

« Le Dr Capitan est surpris des singularités que j'ai découvertes dans le koma-bacille, et surtout de son évolution. Son étonnement ne prouve absolument rien à l'encontre, comme ne prouva rien contre la découverte de Koch l'étonnement de plusieurs, quand le microbiologiste allemand affirma que la bactérie charbonneuse se reproduisait par sporulation. Ces révélations sont le fruit très simple de l'observation, et tout se réduit à les observer ou non. En outre que j'ai pu constater ce fait nombre et grand nombre de fois, ce qui m'encourage c'est que des observateurs aussi perspicaces que Van Ermengem ont pu, en recourant à ma technique, observer ces kystes sphériques si délicats développés dans le thalle de la bactérie du choléra. Le Dr Capitan a-t-il essayé de les voir? Si oui, dans quelconque des laboratoires microscopiques marquants de Paris qu'il l'ait fait, est-il sûr d'avoir procédé avec l'exactitude nécessaire? Tant qu'il n'aura pas répondu à cela, s'étonner avec réticences de mes affirmations, m'accuser de peu d'intelligence en matière de technique, se méfier de ma

façon d'examiner les cultures, ce sur quoi il ne prouve rien,
je le considère, de la part du Dr Capitan, comme peu discret,
encore moins galant. Qu'il répète mes observations, et quand
il sera arrivé à voir les corps sphériques, qu'il dise alors si en
colorant et séchant les préparations, il est possible de se
former une idée exacte de ce que sont ces sphères transpa-
rentes ; si aussi il est indispensable, comme il le soutient, de
pratiquer l'immersion dans l'huile pour distinguer les fins
détails qu'ont vus dans mon laboratoire plusieurs douzaines
de médecins. Cette pratique n'est point nécessaire ; au contraire, pour bien des motifs qui n'échapperaient pas à mon
contradicteur s'il parlait avec une expérience mieux fondée,
l'immersion homogène est embarrassante, inutile et insuffi-
sante : en outre qu'on peut dans ce cas bien observer avec
des appareils simples, ceux d'un maniement compliqué rendent l'observation moins nette. Que le Dr Capitan sache donc
que ma technique pour l'observation des nouvelles formes
découvertes dans le koma-bacille est pratique : si elle n'est
pas la meilleure, j'ignore au moins quelle autre pourrait la
remplacer avec avantage sans altérer la texture et la forme
du microphyte.

« Après cela, il me reste à dire que je n'ai pas coutume de
m'occuper à faire des préparations démonstratives; faute de
temps, je ne puis donner à mes études un caractère d'ensei-
gnement, ni ne puis consacrer une minute à étudier la manière de conserver des préparations sèches ou humides. J'en
suis empêché aussi par ma situation économique qui ne me
permet pas le luxe d'avoir des préparateurs à qui je pourrais
confier ce soin.

« Le Dr Capitan m'oppose, comme une objection grave, l'in-
suffisance de la méthode de stérilisation que j'emploie. Que
répondre à cela ? Une seule chose, c'est que j'ai l'habitude de
n'employer d'autres milieux de culture que ceux qui, préparés et mis à l'incubation depuis quinze jours, se montrent
transparents, et qui, s'ils se conservent purs, ne le doivent
en aucune manière à ce que leur pauvreté en substances nutri-

tives empêche le développement des germes qu'ils peuvent
contenir, comme l'affirme le Dr Capitan, mais bien à ce qu'ils
sont privés de ces germes. La preuve en est dans ce fait qu'une
infinité d'espèces microscopiques y végètent, quand on les
ensemence avec les germes suspendus dans l'air, ceci sans
compter que le koma-bacille se développe dans mes pauvres
gélatines et bouillons avec une extraordinaire vigueur. Si
ceux qui ont lu le travail critique du Dr Capitan connaissent
les exigences brômatologiques (ou nutritives) du bacille virgule, les affirmations erronées que mon confrère à écrites à
ce sujet devront suffire à mesurer avec justesse la valeur de
son objection.

« Le bacille-virgule, qui végète sur le linge humide, qui se
développe également sur la boue et dans la gélatine pure,
pourrait-il rester affamé devant la succulente table qui lui est
servie dans mon laboratoire ?

« D'autre part, je juge comme très vulgaire le praticien *pans-
permicole* qui ne sait pas distinguer une bonne culture d'une
culture impure, et il est peu flatteur pour moi qui ai fourni, il
y a deux ans, de vaccins artificiels les éleveurs de notre pays,
de voir qu'on suppose ma technique assez peu sûre pour pouvoir causer la ruine de centaines d'agriculteurs.

« Mais les conceptions erronées émises par notre honorable
confrère sont si nombreuses que les réfuter sérieusement et en
détail serait une tâche trop longue et très préjudiciable à mes
travaux urgents. On accuse d'être défectueux le procédé des
ébullitions discontinues et répétées pour stériliser les milieux :
sur ce point je m'en remets au jugement de ceux qui connaissent pratiquement cette étude.

« On s'étonne aussi que les cultures ne puissent pas être ren-
dues impures par notre procédé d'ensemencement : je suis surpris que si mon contradicteur connaît les travaux de son compatriote Miquel sur les germes de l'air (et nous ne lui ferons
pas l'injure de supposer qu'il les ignore), il ne reconnaisse pas
que, grâce à eux et en suivant notre technique, tout danger
d'infection disparaît.

« C'est bien légèrement qu'il suppose de la partialité dans tout le corps médical d'Alcira, quand celui-ci publie les statistiques des personnes inoculées et réinoculées en réponse aux accusations de notre gouvernement. Ce passage du Dr Capitan, si faux et si peu respectueux, n'est pas un argument convaincant, car, à ce compte, il faut supposer la même partialité chez les médecins d'Algemesi, d'Albérique, de Bellreguart, de Benifayò et de Masanasa, toutes populations sur lesquelles j'ai pratiqué des inoculations et qui fournissent des faits favorables. Il faut supposer aussi une partialité en ma faveur chez ces adversaires qui s'efforcent de recueillir des faits pour annuler ma doctrine et combattre mes statistiques, et qui, malgré toute leur rivalité, n'ont pu en rectifier aucune. Avec ce système, nous pourrions bientôt nier de ce côté des Pyrénées les fondements numériques les plus sérieux des savantes doctrines qui nous viennent d'outre-monts, et qui valent tant de gloire à la médecine française.

« Le Dr Capitan affirme que les effets cholérigènes produits par les inoculations sont une nouvelle septicémie. L'idée est gracieuse; mais il n'a pas manqué ici de gens qui l'ont émise avant lui. Démontrer qu'elle n'est pas exacte et que ceux qui pensent ainsi donnent la preuve qu'ils n'ont pas une conception vraie de la septicémie et qu'ils ne savent pas établir des analogies et des différences, me serait chose facile, bien qu'un peu trop longue en cette occasion. Je déclare que bientôt ces faits s'éclairciront pour toutes les personnes qui en doutent, et ceci me suffit pour le moment au point de vue scientifique. Au point de vue clinique, il me suffit qu'il soit établi que cette septicémie est réellement prophylactique du choléra, et que des statistiques nombreuses et consciencieuses, unique source incontestable et pleine de lumière sur ce point particulier, le démontrent d'une façon concluante.

« J'ai l'intention, dès que sera terminée la campagne prophylactique que je poursuis, de discuter si ces virgules que, sous les yeux de centaines de médecins, j'injecte en cultures pures, sont septiques; si ce qui a trait à la morphogénie, question aujourd'hui secondaire, est faux ou vrai ; d'étudier enfin d'autres points qui, pour le moment, ne doivent pas m'occuper, car je devrais abandonner des occupations très urgentes qui ne souffrent pas de retard, et ne peuvent être accomplies qu'en ce moment même. Je pense vous remettre, Monsieur le Directeur, une préparation de mon vaccin contre le choléra, et j'espère que, après l'avoir examinée, on pourra dire si ma culture est pure ou ne l'est pas. »

A côté des objections du Dr Capitan, auxquelles il a été fait la réponse qu'on vient de lire, je citerai celles d'un médecin fort distingué de la région pyrénéenne qui s'est occupé depuis longtemps de recherches de physiologie pathologique sur le choléra. Je veux parler du savant Dr Duboué (de Pau) qui vient de publier dans le *Bulletin général de thérapeutique,* dirigé par M. le Dr Dujardin-Beaumetz, un article sur *les inoculations soi-disant cholériques comme traitement préventif du choléra.* Cet article, paru après le retour en France de la mission Brouardel, avait été remis par notre ami le Dr Faisans au Dr Dujardin-Beaumetz, ainsi que celui-ci le fait remarquer, avant même le départ de la Commission présidée par le professeur Brouardel pour l'Espagne. Ceci dit pour établir que les résultats de la mission française et son rapport ne sont pour rien dans les opinions émises par le Dr Duboué.

« Rien, dit notre distingué confrère de Pau, rien ne peut être plus préjudiciable aux progrès de la thérapeutique que les grandes déceptions qui suivent ordinairement de si près les tentatives hasardeuses et, par suite, les espérances mal fondées. C'est donc faire chose utile que de saper d'avance une illusion d'autant plus périlleuse qu'elle suscite une sorte d'enthousiasme général, à l'abri de convictions profondes ou de quelque puissant patronage.

« Qu'est-il donc permis d'attendre des inoculations dites *cholériques* que l'on pratique actuellement en Espagne sur une large échelle, et dont le but est de prévenir l'invasion du vrai choléra asiatique, du choléra grave et contagieux, chez les

personnes ainsi vaccinées? Telle est la question que je me suis
posée, comme l'ont fait sans doute un grand nombre de mes
confrères, et à laquelle mes recherches, déjà anciennes, sur
la *physiologie pathologique de cette maladie* me donnent
quelque droit, j'ose le croire du moins, d'essayer de répondre.

« Dans la pensée de M. Ferran et de ses adeptes, le choléra
étant produit par le bacille-virgule de Koch ou par tout autre,
peu importe, il s'agit simplement de préparer un liquide vaccinal contenant ce même bacille, mais un bacille rendu inoffensif par les cultures successives auxquelles il aurait été soumis, qui fût, en état, par conséquent, d'être bien supporté par
l'organisme, et de préserver ce dernier, pour l'avenir, des
atteintes du choléra asiatique. Étant donnés les succès obtenus, dans quelques affections générales, par d'autres liquides
vaccinaux préparés par des procédés analogues de culture, il
n'y avait assurément rien d'irrationnel *a priori* à concevoir
l'idée d'étendre cette pratique au traitement préventif du choléra.

« Quand il s'agit cependant d'instituer un traitement préventif de cette importance et d'une application si étendue, il
convient d'examiner ce problème difficile sous toutes ses faces;
car les données de pathologie sont trop complexes pour pouvoir se plier à une seule et unique conception théorique, si
vaste et si séduisante que puisse être celle-ci, et elles demandent, pour diriger avec fruit la pratique médicale, à être
scrutées une à une avec la plus minutieuse attention.

« C'est ainsi que l'on doit se poser en premier lieu la question
de savoir s'il y a, sinon une certitude absolue, du moins quelques probabilités sérieuses, pour qu'on puisse créer de toutes
pièces un vaccin cholérique capable de prévenir, chez les sujets
inoculés, une atteinte ultérieure de choléra asiatique. En admettant, selon l'opinion à peu près unanime des médecins, que
cette dernière affection soit un empoisonnement, et même un
vrai type d'empoisonnement, on sait (les choses ayant beaucoup changé depuis Mithridate) que s'il est, en pathologie
humaine, des poisons auxquels on s'habitue, il en est d'autres

auxquels on ne s'habitue pas; qu'il y a, en d'autres termes, des intoxications générales qui ne récidivent pas ou très peu, et d'autres qui ont, au contraire, une grande tendance à récidiver. Parmi les premières figurent la syphilis, la fièvre typhoïde, les fièvres éruptives, la variole, la scarlatine, la rougeole, etc.; parmi les secondes on trouve l'érysipèle, l'intoxication palustre, etc., etc.

« Or, le choléra, de l'aveu de tous les médecins qui ont écrit sur cette terrible maladie, est sujet à récidiver, et il suffit même que l'on ait eu une première fois le choléra pour qu'on soit prédisposé à l'avoir une seconde fois. On se demande dès lors comment un choléra atténué pourra vous préserver à tout jamais du vrai choléra asiatique, alors que ce dernier, loin de créer une immunité pour celui qui en a été atteint, devient au contraire pour lui une cause prédisposante redoutable. C'est là une première considération qui me paraît de nature, sinon à éteindre, du moins à refroidir singulièrement le zèle de bon nombre de vaccinateurs.

« Mais, lorsqu'on analyse avec soin les lésions et les symptômes du choléra, lorsqu'on cherche à se rendre un compte aussi exact que possible de leur enchaînement et de leur marche, on ne tarde pas à s'apercevoir que cette maladie ne constitue pas un véritable *empoisonnement*, dans l'acception qui s'attache à ce mot. Et ce n'est pas là un vain paradoxe que je cherche à soutenir; je considère cette proposition comme l'expression réelle de la vérité, comme je compte en donner les preuves. »

Ici, M. le Dr Duboué, s'appuyant sur les travaux et écrits de notre grand physiologiste Claude Bernard, sur ceux de MM. Kelsch, Renaut et Vaillard, arrive à établir que *le choléra ne consiste pas en un empoisonnement*, mais, comme il le disait déjà lui-même en 1876, en *une affection des parois vasculaires du système artériel aortique*. « Seconde raison, écrit-il, qui nous empêche d'accorder, *a priori*, le moindre crédit à l'efficacité des inoculations soi-disant préventives du choléra. Comment comprendre, en effet, qu'un vaccin quel-

conque puisse empêcher les parois intestinales de se percer à
jour, ou, ce qui revient au même, de se dépouiller du double
revêtement épithélial qui les protège ? Autant vaudrait-il se
vacciner, avant d'entrer en campagne, pour se préserver des
blessures par armes de guerre.

« Admettons cependant, pour un instant, qu'il existe un précieux liquide vaccinal, capable d'habituer ces cellules épithéliales à ne pas se laisser désunir, quoiqu'on cherche à les disjoindre, à un degré atténué, il est vrai ; admettons qu'on les
mette ainsi en état de résister, un jour ou l'autre, à une cause
beaucoup plus puissante de désorganisation. Je dis que même,
dans ce cas, dont la seule hypothèse exige un véritable effort
de très robuste volonté, les inoculations préventives ne rem-
pliraient pas le but qu'on veut bien leur assigner. Car ces inoculations, telles qu'on les pratique, ne sauraient atteindre, en
aucune façon, les cellules épithéliales, dont il s'agit d'empêcher
la désagrégation en temps de choléra. On pourrait à la rigueur,
à force de vouloir les désunir par des inoculations successives, *entreprendre de cimenter plus fortement* d'autres cellules épithéliales, mais non celles qui sont réellement atteintes
dans le choléra.

« Il suffit, pour s'en convaincre, de réfléchir quelques instants sur l'ordre de succession dans lesquels doivent se produire
les desquamations multiples que l'on observe dans le choléra,
et notamment *celles de l'intestin. Ici* (je veux indiquer par ce
mot ce qui concerne uniquement ce dernier organe), il n'y a
que trois hypothèses à faire : je défie qu'on en trouve une
quatrième.

« Dans le choléra, chaque villosité de l'intestin, ou, si l'on
aime mieux, la muqueuse tout entière de cet organe, se trouve
réduite à une mince couche poreuse dépourvue d'un côté de
son revêtement épithélial et de l'autre de l'endothélium des
vaisseaux qui lui sont accolés. Or, il ne peut arriver que *de
trois choses l'une : que les cellules épithéliales de la surface muqueuse tombent les premières ;* ou bien, *que ce
soient les cellules endothéliales des vaisseaux ;* ou enfin,

que ce soient tantôt les unes et tantôt les autres qui tombent les premières. »

Examinant alors chacune de ces hypothèses, le Dr Duboué cherche, par comparaison, à faire entre elles un choix rationnel. Sur la première, il arrive à cette conclusion : « que l'agent cholérique, microbe ou autre, ne saurait s'introduire dans l'organisme par les voies digestives; qu'il n'a donc pas pour véhicules les aliments ou les boissons ; que si, par voie directe ou indirecte, il parvient cependant à pénétrer dans la circulation veineuse générale, il ne doit pas tarder à s'altérer au contact du sang veineux, par cette unique raison que, une fois absorbé, il a perdu toutes ses qualités nocives et ne produit aucun désordre sur les organes importants que traverse le sang noir, et notamment sur le poumon. »

Dans la seconde de ses hypothèses, que *les cellules endo-thélioles des vaisseaux de l'intestin tombent les premières,* l'absorption de l'agent cholérique « doit se faire uniquement par la voie pulmonaire, elle ne peut avoir lieu que par l'intermédiaire de la respiration. »

Quelles doivent être les conséquences d'une pareille absorption?

Je transcris ici tout au long la réponse du Dr Duboué à cette question qu'il se pose. — « Il en est deux des plus frappantes : d'une part, la rapidité des accidents qui peuvent venir à se produire, rapidité devant être en rapport avec ce mode d'absorption, et, d'autre part, la diffusion immédiate du principe dans tout le sang rouge, et par suite dans les innombrables divisions de l'arbre aortique.

« Cette double conséquence nous fait voir que la couche endo-théliale doit évidemment se disjoindre dans chacune des artères dépendant de l'aorte, c'est-à-dire dans tous les organes, en même temps qu'elle se désagrège dans les artères mésentériques qui aboutissent à l'intestin. Or, ce simple aperçu suffit, sans qu'il soit besoin d'entrer ici dans de longs développements, pour jeter la lumière la plus vive sur le mode de production des lésions et des symptômes divers du **choléra.**

Il nous fait voir notamment que le même *processus* morbide se produit dans tous les organes, que *dans tous, sans exception,* ce sont les vaisseaux aortiques qui se dépouillent les premiers de leur endothélium et que la chute de l'épithélium sur les séreuses et les muqueuses est *partout* consécutive à celle de l'endothélium des vaisseaux sous-jacents. Mais, pour nous borner à un seul exemple, il nous montre encore, clair comme le jour, le mode de production de cette prétendue sueur des cholériques, laquelle n'est autre chose qu'une transsudation du sérum du sang à travers les vaisseaux cutanés, transsudation entièrement semblable, au degré près, à celle qui se produit du côté de l'intestin.

« Nous voici donc en présence d'une hypothèse simple, facile et claire, qui nous rend compte non seulement des symptômes du choléra algide, mais encore de la rapidité, presque de l'instantanéité même dans certains cas, avec lesquelles ils doivent se produire. Elle nous fait voir encore, avec une merveilleuse clarté, l'origine de ces accidents tardifs du choléra. accidents dits *typhoïdes,* et qui sont dus cette fois à un véritable empoisonnement dont l'organisme seul fait tous les frais. Car, cet empoisonnement provient, sans nul doute, des globules sanguins altérés et des cellules épithéliades qui se sont amoncelés et ont séjourné plus ou moins longtemps dans le système capillaire.

« Or, il résulte de cette hypothèse la conséquence obligée de la transmission de l'agent cholérique par les voies pulmonaires ou, en d'autres termes, par la *respiration seule.* »

Passant enfin rapidement sur sa dernière hypothèse d'une double absorption par les voies digestives et par les voies pulmonaires ; après avoir montré que tout, pour ainsi dire, devient clair dans la seconde de ses suppositions et tout obscur dans les autres, le Dr Duboué en vient à conclure que « *la seule hypothèse plausible, celle qui peut uniquement nous rendre compte des lésions et des symptômes du choléra, est celle qui admet l'altération primitive de la couche endothéliale des vaisseaux aortiques*, ou, en d'autres termes, *l'intro-*

duction exclusive de l'agent morbide par la respiration.

« Une pareille conclusion, longuement motivée, continue-t-il (et ceci nous ramène à la question Ferran), nous montre le peu de fondement que nous devons faire sur les inoculations préventives cholériques. Celles-ci étant pratiquées, en effet, sur les téguments de l'un des membres, l'absorption de l'agent de ce choléra minuscule ne peut se faire que par les veines de la circulation générale, là où nous avons montré précisément, dans l'examen de notre première hypothèse, que l'agent lui-même du vrai choléra indien ne pouvait pas être absorbé, ou du moins se comportait comme s'il ne l'était pas, puisqu'il restait absolument sans action. »

Le Dr Duboué termine ici ce qu'il appelle la tâche de la physiologie pathologique, et sans s'arrêter à la nature de l'agent cholérique, que l'esprit serait cependant heureux de connaître, il cherche quelles conséquences on pourrait tirer de ses recherches pour les appliquer à l'*hygiène.* La physiologie pathologique peut servir de guide, dit-il, pour apprécier d'avance la valeur de telle ou telle médication :

« La solution que nous venons d'indiquer sur le mode d'évolution du *processus* morbide dans le choléra soulève, en effet, une difficulté que nous croyons devoir soumettre à la bienveillante attention de nos confrères. C'est ainsi que nous avons été conduit à admettre, non par simple arbitraire, mais après un débat contradictoire consciencieux, une seule voie possible d'introduction de l'agent cholérique dans l'organisme, la voie pulmonaire, ou, si l'on aime mieux, la respiration. Or, l'opinion des médecins et des meilleurs médecins est très partagée sur la question de savoir par quelle voie se fait cette introduction, les uns affirmant qu'elle se fait par les liquides, c'est-à-dire par les voies digestives, et les autres par l'air, c'est-à-dire par l'intermédiaire de la respiration.

« Sans vouloir entrer dans les détails approfondis de cette discussion qui nous entraînerait trop loin, je me bornerai à dire que les uns et les autres s'appuient sur l'observation des faits. C'est ainsi qu'on nous montre, par des exemples multi-

pliés et frappants, la transmission du choléra se faire, tantôt
par l'air et tantôt par les boissons, l'eau de rivière en particulier, et surtout par les liquides des vomissements et des garde-
robes cholériques.

« Or, il y a longtemps qu'on a dit que la contradiction
n'existe jamais dans les faits, qu'elle réside uniquement dans
notre esprit qui les juge. Il ne faut donc nier aucun des faits
qu'une observation attentive et impartiale nous révèle; il est
incontestable aujourd'hui, tant les témoignages autorisés sont
nombreux sur cette importante question d'étiologie, que le
principe contagieux du choléra réside ou peut résider à la fois
dans l'air qui nous environne, dans l'eau que nous buvons,
ainsi que dans les liquides expulsés par les malades.

« En quoi l'admission de tous ces faits *certains* peut-elle in-
valider la démonstration que nous croyons avoir faite, sur des
preuves convaincantes, de *la seule* introduction possible du
principe cholérique par les voies respiratoires? Ces faits peuvent prouver uniquement que le principe en question peut
avoir l'air et l'eau pour véhicules, et que, lorsqu'il vient à résider dans les liquides, il peut s'en séparer à un moment donné,
soit par des variations de température, soit par l'agitation de
ces liquides, soit par toute autre cause. S'il m'était permis de
terminer cette étude par une dernière hypothèse, j'admettrais
volontiers que ce principe, dont j'ignore absolument la nature, réside dans quelque corps gazeux, ou liquide et volatil,
à la fois transmissible par l'air et soluble dans l'eau, d'où il
pourrait facilement se dégager. En tout cas, cette hypothèse,
qui n'a rien de subversif et que je donne comme une simple
question et non à titre d'explication définitive, a au moins
l'avantage de pousser à des recherches nouvelles et d'imprimer à celles-ci une direction précise qui puisse les éclairer.

« L'étude complémentaire à laquelle je viens de me livrer
sur le choléra, écrit en terminant M. le Dr Duboué, ne peut
avoir une utilité réelle qu'à la condition de paraître avant que
le résultat des inoculations pratiquées en Espagne soit définitivement connu. Il serait, en effet, trop commode de déclarer,

après coup, qu'on avait prévu l'insuccès d'expériences instituées sans un examen approfondi de toutes les difficultés de
l'œuvre à entreprendre, examen qui peut seul nous permettre
de concevoir, en thérapeutique comme partout ailleurs, des
espérances légitimes.

« C'est donc à mes risques et périls, mais avec une conviction profonde, que je crois devoir, *à la date du 25 juin 1885*,
formuler les *conclusions suivantes*, que je serais le premier
très heureux de voir démentir par l'expérience.

« Les inoculations, dites *cholériques*, instituées actuellement en Espagne, à titre de traitement préventif du choléra
asiatique, n'offent malheureusement aucune chance de succès
pour trois raisons :

« 1° Un choléra atténué ne saurait prémunir du choléra asiatique à forme grave, alors que ce dernier lui-même, loin de
créer une pareille immunité, prédispose, au contraire, à une
nouvelle atteinte;

« 2° Le choléra algide n'est pas un empoisonnement dans
l'acception propre de ce mot; il donne lieu à des altérations
des parois artério-capillaires du système aortique et produit
un genre de mort tout à fait comparable à celui qu'entraînent
après elles de grandes hémorrhagies;

« 3° Les inoculations pratiquées récemment en Espagne ne
sauraient aucunement donner lieu au syndrôme cholérique, si
atténué qu'on le suppose, l'introduction du liquide soi-disant
vaccinal se faisant par une voie par laquelle ne peut se faire et
ne se fait jamais l'introduction de l'agent du choléra vrai. —
Tandis que ce liquide, en effet, est introduit par l'intermédiaire des veines de la circulation générale dans le système à
sang noir, l'agent producteur du choléra asiatique pénètre
toujours par la respiration dans les veines pulmonaires, c'est-
à-dire dans le système à sang rouge. »

Je ne ferai point de commentaire sur le remarquable article dont j'ai transcrit les principaux passages; il appartient à
d'autres de répondre aux sérieuses observations du Dr Duboué;
à d'autres aussi de faire passer dans le domaine de la pratique

e? de l'expérimentation ce qui n'est qu'une conception théorique, mais très rationnelle, du savant médecin de Pau.

J'arrête là mes citations, et j'arrive à l'incident le plus saillant et le plus bruyant peut-être qui aura marqué la carrière du médecin de Tortosa, et fait subir à ses travaux l'épreuve la plus rude, mais peut-être aussi, s'il en sort victorieux, la plus glorieuse et la plus méritoire pour lui.

Je veux parler des visites qu'il a reçues de la part des missions françaises, de celle surtout envoyée par le gouvernement de la République, et des conséquences qui les ont suivies. Mais ici je me contente d'exposer les documents qui ont été publiés pour et contre, laissant à chacun le soin de se faire un jugement : je dirai cependant le mien en terminant cette brochure beaucoup plus longu que je n'avais compté la faire tout d'abord.

IX

Les missions françaises du choléra en Espagne : les rapports Brouardel, Méladier et P. Gibier.

Dans sa séance du mardi 8 juillet 1885, l'Académie de médecine de Paris a entendu le rapport que M. le Dr Brouardel, en son nom et au nom de MM. Charrin et Albarran, a adressé au Ministre du commerce sur la mission qui leur avait été confiée d'aller étudier en Espagne le choléra et le système d'inoculations anticholériques du Dr Ferran. Ce rapport, le voici :

MONSIEUR LE MINISTRE,

Depuis quelques semaines, l'attention a été vivement éveillée par les tentatives d'inoculation anticholérique faites en Espagne par le Dr Ferran. La presse médicale et la presse politique ont reproduit et discuté les renseignements recueillis sur sa méthode, ainsi que les résultats des statistiques publiées. Quelques personnes formulèrent des critiques assez vives; d'autres, au contraire, trouvèrent dans ces tentatives la justification d'un espoir légitime, celui d'appliquer à certaines maladies infectieuses spéciales à l'homme les moyens prophylactiques employés avec tant de succès par M. L. Pasteur contre quelques-unes des maladies spéciales à certaines espèces animales, et d'autres communes à l'homme et aux animaux.

Dans le sein du Comité consultatif d'hygiène et à l'Académie de médecine, l'un de nous recueillit parmi ses collègues l'expres-

sion de ces sentiments divers. Quelques médecins du Midi avaient
écrit à plusieurs d'entre nous pour nous demander s'il y avait
lieu de se préparer à pratiquer des vaccinations suivant la méthode du Dr Ferran. Une commission de l'Académie royale de
Barcelone avait émis un avis favorable sur la morphologie décrite par M. Ferran, sans se prononcer toutefois sur la valeur
préventive des vaccinations, trop peu nombreuses à cette époque.
Le mouvement d'opinion se dessinait donc assez nettement en
faveur des tentatives de M. le Dr Ferran.

Le 16 juin, la commission spéciale du choléra fut réunie, et à
l'unanimité elle reconnut qu'aucun de ses membres n'avait, sur
les procédés adoptés par M. le Dr Ferran, et sur les résultats obtenus, des renseignements suffisants pour décider si ces inoculations pouvaient être autorisées en France ; elle émit également à
l'unanimité l'avis qu'il y avait lieu d'envoyer en Espagne une
mission scientifique chargée de faire une enquête. L'un de ses
membres, M. L. Pasteur, fit remarquer que dans une question encore aussi obscure que celle de l'inoculation des virus atténués,
un jugement *a priori* serait téméraire ; qu'alors même que l'enquête démontrerait que la maladie produite par les inoculations
de M. le Dr Ferran ne serait pas un choléra atténué, on ne pourrait encore affirmer, sans examen, que ces inoculations, quelle
que soit la nature du liquide injecté, soient incapables de produire
une immunité vis-à-vis du choléra.

Le lendemain, j'eus l'honneur de vous adresser un rapport dont
je vous reproduis les passages suivants :

« 17 juin 1885.

« Depuis quelques mois, M. le Dr Ferran fait, en Espagne, l'essai d'un nouveau mode de préservation du choléra, la vaccination
cholérique. Bien des points restent, il est vrai, très obscurs sur
la nature du liquide injecté, sur les effets, l'innocuité ou les inconvénients de ces inoculations. Toutefois, les statistiques publiées sont jusqu'à ce jour assez favorables.

« Il est possible que le Comité ait à se prononcer sur la valeur
de ces inoculations préventives ; et si le choléra envahissait de
nouveau la France, l'opinion publique ne nous pardonnerait pas
de ne pas être fixés sur l'efficacité ou la non efficacité de la vaccination cholérique.

« M. Bouley, président de l'Académie des sciences, vous a demandé d'envoyer en Espagne un de ses élèves, M. le Dr Gibier ;
vous avez immédiatement accordé à notre jeune confrère la mission qu'il sollicitait. Mais la responsabilité propre qui incombe
au Comité consultatif d'hygiène et à son président, dans les me-

7

sures prophylactiques à prendre pour empêcher l'invasion de la France par les maladies exotiques et pour limiter leur extension une fois que le sol est envahi, fait un devoir à celui-ci de juger par lui-même la valeur des mesures dont il devra plus tard vous conseiller l'emploi.

« Si vous partagez cette opinion, j'ai l'honneur, après avoir demandé l'avis du Comité consultatif d'hygiène, de vous prier de vouloir bien charger une Commission composée de trois personnes de se rendre en Espagne et de prendre tous les renseignements sur la nature du liquide vaccinal employé, sur les effets des inoculations et sur leur degré d'efficacité préventive.

« *Le président*, BROUARDEL. »

Par arrêté du même jour, vous avez institué une Commission scientifique à l'effet d'aller étudier en Espagne les essais de vaccination cholérique entrepris par M. le Dr Ferran.

Vous avez désigné comme membres de cette Commission, le président du Comité consultatif d'hygiène, M. Roux, préparateur au laboratoire de l'École normale, et M. Albarran (Joaquin), interne des hôpitaux de Paris. Pour des raisons expliquées plus bas, M. Roux crut devoir renoncer à faire partie de la mission ; il fut remplacé par M. le Dr Charrin, chef du laboratoire de pathologie générale à la Faculté de médecine.

Après nous être munis des appareils nécessaires pour accomplir la mission dont nous étions chargés, pour contrôler les expériences de M. Ferran et en instituer de nouvelles, si celles-ci nous semblaient utiles, nous partîmes de Paris le 27 juin.

Nous devions, en arrivant à Valence, remettre à M. le Dr Ferran une lettre personnelle de M. Pasteur.

Voici la copie de cette lettre :

« Paris, 26 juin 1885.

« CHER DOCTEUR,

« Notre Ministre du commerce s'est décidé à envoyer une commission en Espagne pour suivre vos opérations et en connaître les résultats. Je regrette vivement de ne pouvoir l'accompagner. Vous serez, du reste, fort satisfait de sa composition. M. le Dr Brouardel, qui la dirige, et dont le nom, les travaux et les précieuses qualités d'esprit et de jugement vous sont connus, est accompagné de deux jeunes médecins très distingués et fort au courant des études microbiennes, MM. les Drs Charrin et Albarran.

« Ce que vous apprécierez surtout, c'est l'esprit de grande impartialité qui les anime. Vous en jugerez aisément, si j'ajoute que le Dr Roux, de mon laboratoire, devait tout d'abord faire partie de la mission ; mais il a poussé le scrupule jusqu'à décliner cet honneur, parce qu'il n'a pas voulu qu'on pût dire que dans la Commission il y avait une personne ayant pris parti dans la question du choléra.

« M. Brouardel s'est rendu aux motifs allégués par M. Roux, motifs exagérés suivant moi ; mais cela seul vous prouvera jusqu'à quel point on est ici désireux d'aller à vous et d'étudier toutes choses sans parti pris.

« Vous recevrez ces messieurs avec le désir de faire jaillir la vérité aux yeux de tous.

« Pour ma part, voici comment je juge la question :

« Vous êtes en butte à la raillerie des uns, à l'hostilité des autres, à l'engouement d'un grand nombre; on vous reproche des erreurs commises dans la morphologie du bacille. On dit que vous avez réussi par vos cultures à tuer des animaux facilement, par injection hypodermique, ce qui a été en d'autres mains très difficile, exceptionnel, impossible même. Tout cela, à mon sens, est de peu d'importance. Déjà on commence à reconnaître que vous avez observé des faits de morphologie qui ont échappé à ceux qui ont étudié le bacille de Koch, et à Koch lui-même. Ce qu'il faut savoir avant tout, c'est si vous prévenez le choléra chez les personnes inoculées.

« Aidez nos savants missionnaires à porter un jugement sûr à ce sujet. Vous pouvez y arriver en leur donnant les moyens de faire eux-mêmes leurs statistiques. Vous pouvez mettre sous leurs yeux les preuves de la non récidive des effets de vos inoculations soit sur l'homme, soit sur les animaux.

« Toutefois, bien que des statistiques sévères soient désirables, je vous engage vivement, outre les expériences de non récidive dont je parle, à soumettre vos cultures à l'examen de ces messieurs, et, s'il est possible, d'en adresser quelques-unes à mon laboratoire par l'intermédiaire de nos missionnaires.

« M. Roux est non seulement bon juge en cette matière, mais il a perfectionné la photographie microscopique au point que ses photographies sont d'une grande netteté, même au grossissement de plus de 1,500 diamètres.

« Recevez, cher docteur, la nouvelle expression de ma haute considération et des vœux que je forme pour le succès de votre entreprise. Si mystérieuse est encore l'entreprise des virus atténués et des vaccinations, que personne n'est autorisé à vous jeter la pierre par idée préconçue et par raisonnement *a priori*. Les faits seuls doivent être invoqués pour juger votre méthode.

« J'ai la plus grande confiance que nos missionnaires français sauront dégager la vérité avec votre aide bienveillante.

« PASTEUR. »

Dès notre arrivée à Valence, le 30 juin, nous nous sommes rendus chez M. Ferran, nous lui avons remis la lettre de M. Pasteur. Après l'avoir lue, M. Ferran nous a déclaré :

1° Qu'il refusait de faire connaître le procédé qu'il emploie pour obtenir l'atténuation du virus cholérique;

2° Qu'il autorisait la Commission à examiner, dans son laboratoire, son liquide vaccinal, mais qu'il s'opposait à ce qu'une seule goutte sortit de ce laboratoire ;

3° Qu'il proposait à la Commission de recueillir elle-même des matières de déjections cholériques, d'en faire une culture pure, puis la Commission lui remettrait un ballon ainsi préparé ; ce ballon serait placé dans une caisse scellée à la cire. Pendant trois jours, cette caisse resterait entre les mains de M. Ferran sans que la Commission pût suivre les diverses opérations. Enfin le ballon serait de nouveau remis à la Commission, puis devant elle et avec ce liquide des vaccinations seraient pratiquées.

Dans la même séance, et devant les objections que nous lui avons présentées, M. Ferran nous fit les réponses suivantes :

« Je tiens à conserver mon secret ; en vous le livrant, je vois ce que je vous donne, je ne vois pas ce que vous donnez en garantie. »

M. Ferran se compara lui-même à un industriel qui aurait trouvé un procédé pour préparer le sulfate de quinine à 25 centimes le kilogramme, et qui ne serait pas obligé de divulguer son mode de préparation.

Il nous demanda, enfin, de proposer à M. le Ministre de traiter avec lui des conditions dans lesquelles il pourrait lui livrer son secret. Nous refusâmes naturellement de nous charger d'une semblable commission; nous étions, lui avons-nous dit, une mission scientifique et non pas commerciale.

Après cette première entrevue, nous nous sommes retirés pour délibérer ; la conversation avait eu lieu en espagnol, d'eux d'entre nous ne comprenaient pas cette langue, quelques détails pouvaient avoir été mal interprétés.

La délibération fut courte, aucun de nous n'avait d'hésitation : nous ne pouvions accepter ces trois propositions, même en oubliant momentanément les étranges réponses de M. Ferran. Nous nous trouvions en présence d'un médecin ayant un remède secret et l'exploitant. Mais ce qui nous frappait surtout, c'étaient les caractères exceptionnels de ce remède.

Lorsqu'une personne quelconque préconise un remède secret, on peut croire que, son innocuité une fois constatée, le commerçant ne lui fera pas subir de modifications importantes; ici en est-il de même ? Nullement. Ceux d'entre nous qui sont au courant des difficultés que comporte la préparation des cultures microbiennes, de la délicatesse des procédés, savent que pour donner un virus atténué dans une proportion définie, des expériences nombreuses, des essais répétés sont nécessaires. Le point capital est d'arriver à savoir si le liquide est resté virus ou devenu vaccin, d'obtenir la constance de l'atténuation. Or, cette constance est si difficile à réaliser, que pendant les premières années Pasteur lui-même a eu parfois des déceptions. Qui donc nous dira, si nous ne connaissons pas dans tous ses détails le mode de préparation du virus cholérique de M. Ferran, qu'il sera toujours identique à lui-même ? que jamais il ne subira de modifications dans sa constitution ?

Ces remarques nous paraissent d'autant plus nécesaires que, d'après les aveux de M. Ferran, chaque nouvelle provision de vaccin exige la répétition des manœuvres d'atténuation, que son virus atténué ne se reproduit pas comme tel, et que chaque fois il faut remonter à la source du virus.

Si ce vaccin n'est pas constant, les modifications ne se révéleront-elles pas par des accidents ? Or, il ne faut pas oublier qu'ici ce ne sont plus des animaux qui sont inoculés, ce sont des hommes. Est-il parmi nous un seul médecin ayant à sa disposition le vaccin de M. Ferran, ignorant son mode de préparation, ne pouvant juger de sa valeur, qui oserait prendre la responsabilité de pratiquer ou de conseiller une inoculation anticholérique ?

Nous nous trouvons donc en présence d'un remède secret; mais si la chimie fournit des moyens de contrôle et d'analyse pour ces remèdes, pour les vaccins, au contraire, il n'y a d'autre moyen d'épreuve que les résultats de l'inoculation elle-même. Nous ne pouvions accepter, en tant que Commission, de vérifier ce que M. Ferran nous proposait de nous montrer, tant que tous les temps de l'opération ne nous seraient pas connus. La mission avait pour but de décider si les inoculations anticholériques du Dr Ferran pouvaient être autorisées en France. Avant de voir M. Ferran, nous avions arrêté en commun un programme qui peut se résumer en quelques mots : suivre pas à pas chacune des opérations de M. Ferran, depuis la récolte faite dans les déjections cholériques jusqu'au moment des inoculations. Faire toutes les recherches complémentaires et les expériences qui nous sembleraient utiles. Puis reproduire nous-mêmes, plusieurs fois, les mêmes opérations jusqu'à ce que nous soyions arrivés à des résultats identiques et constants.

Nous pensions ne pouvoir soumettre à M. le Ministre du commerce, au Comité consultatif et à l'Académie un rapport concluant à l'autorisation en France des inoculations anticholériques par le procédé de M. Ferran, qu'après avoir fait toutes ces épreuves, les avoir soumises à la critique de nos collègues, et nous aurions prié les corps savants d'émettre un avis définitif.

D'autre part, nous avons pensé qu'aucune des raisons sur lesquelles était basé notre jugement ne devaient plus tard être l'objet de contestation de la part de M. le Dr Ferran; nous avons décidé de lui communiquer les dépêches et les lettres que nous adressions à M. le Ministre du commerce.

Après avoir pris ces résolutions, nous nous sommes de nouveau rendus auprès de M. le Dr Ferran, et, après avoir en vain essayé de le faire revenir sur ses refus antérieurs, nous lui avons lu la déclaration suivante :

« La mission française envoyée par M. le Ministre du commerce avait pour but « d'aller étudier en Espagne les essais de vacci-« nation cholérique entrepris par M. le Dr Ferran. »

« La mission estime que pour connaître la valeur de ces essais, il lui faut la communication sans restriction de tous les procédés employés par M. le Dr Ferran pour obtenir l'atténuation du virus inoculé. Elle ne pourrait assumer la responsabilité de donner son approbation à cette méthode prophylactique s'il reste un point réservé dans les procédés de culture et d'atténuation.

« Si M. le Dr Ferran persiste dans ses réserves, la mission adressera à M. le Ministre du commerce français le télégramme suivant :

« Le Dr Ferran refuse de faire connaître dans leur intégralité les procédés par lesquels il obtient son liquide vaccinal. Il invoque pour justifier son refus son intérêt personnel. La question scientifique ne peut donc être résolue.

« Il reste à contrôler les résultats des statistiques (détails par lettre).

« Cette dépêche a été communiquée à M. le Dr Ferran. Prière de la faire connaître à M. Pasteur. »

« M. Ferran nous prie d'effacer dans le télégramme la phrase ainsi conçue : « Il invoque pour justifier ce refus son intérêt per-« sonnel ». Il nous déclare qu'il tenait à expliquer lui-même les raisons de son refus. Il fut convenu alors que la phrase serait biffée : que, le lendemain matin, nous lui remettrions une lettre plus explicite pour M. le Ministre du commerce, et que M. Ferran joindrait sa réponse personnelle à la lettre. »

Voici le texte de notre lettre .

« 1er juillet 1885.

« MONSIEUR LE MINISTRE,

« Dans une lettre en date du 7 juin, parlant au nom de la Commission spéciale du choléra, composée de membres du Comité consultatif, j'avais l'honneur de vous écrire :

« Depuis quelques mois, M. le Dr Ferran fait en Espagne l'essai
« d'un nouveau mode de préservation du choléra : la vaccination
« cholérique. Bien des points restent, il est vrai, très obscurs sur
« la nature du liquide injecté, sur les effets, l'innocuité ou les in-
« convénients de ces inoculations.

« Toutefois, les statistiques publiées jusqu'à ce jour sont assez
« favorables. »

« J'ajoutais que si, à une époque quelconque, la France devait
de nouveau être envahie par le choléra, le devoir du Comité était
dès maintenant d'être fixé sur la valeur prophylactique de la vaccination cholérique, d'être préparé à en conseiller ou à en décon-
seiller l'emploi.

« Par arrêté du même jour, vous avez, Monsieur le Ministre,
« institué une Commission scientifique à l'effet d'aller étudier en
« Espagne les essais de vaccination cholérique entrepris par
« M. le Dr Ferran », et vous avez désigné pour faire partie de
cette Commission le président du Comité consultatif d'hygiène,
MM. Charrin et Albarran.

« Notre éminent collègue, M. Pasteur, a bien voulu nous donner
pour M. Ferran une lettre dans laquelle il a précisé les points sur
lesquels devait plus spécialement porter l'enquête. M. Ferran
avait, à diverses reprises, proclamé son admiration pour les découvertes de M. Pasteur; nous devions donc penser qu'il s'em-
presserait de fournir à celui qu'il appelait son maître les moyens
de juger la valeur de ses propres travaux.

« Il n'en a pas été ainsi. Dès notre première entrevue, M. Ferran
nous a déclaré qu'il tenait à conserver secrète sa méthode d'atténuation du virus cholérique. Il nous a refusé de nous donner
quelques centimètres cubes de son liquide vaccinal pris au moment de la vaccination, pour étudier par nous-mêmes et à loisir
les caractères et la nature de ce liquide.

« La mission estime qu'elle ne peut décider quelle est la valeur
des inoculations pratiquées par M. Ferran, si elle ne peut connaître dans tous leurs détails les procédés employés pour les cultures et l'atténuation du virus, s'il ne lui est pas possible de reproduire elle-même toutes les études et les expériences sur les
animaux qu'il lui semblerait utile d'instituer. Elle ne pourrait
donner son approbation à cette méthode et conseiller son adop-
tion, s'il reste des points volontairement réservés, et si les temps
de la préparation du virus atténué doivent être tenus secrets.

« Nous avons donc déclaré à M. Ferran que son refus mettait
un terme à notre mission.

« Nous l'avons prié de nous dire pourquoi il ne voulait pas divulguer les détails d'un procédé qui, suivant lui, met presque
sûrement à l'abri de l'épidémie toute personne qui se soumet à

l'inoculation ; nous lui avons fait observer que nous ne connaissions pas de cas dans lequel un savant ait ainsi refusé de rendre public un moyen de guérison, alors qu'il le met journellement en pratique ; nous lui avons fait remarquer qu'étant donnée la valeur qu'il attribue à son procédé, il ne pouvait, lui et ses aides, suffire à vacciner tout un royaume, et que, par suite, en ne fournissant pas à ses confrères les moyens d'arrêter une épidémie, il assumait une terrible responsabilité ; M. Ferran est resté inébranlable.

« Nous avons vainement cherché à trouver avec lui la formule dans laquelle pouvait se résumer la cause de ce refus. Nous lui avons alors proposé de lui communiquer cette lettre, comme la dépêche que nous avons eu l'honneur de vous adresser hier, puis M. Ferran ajoutera lui-même les motifs de son refus. En procédant ainsi, nous éviterons les discussions ultérieures portant sur les interprétations qui auraient pu être considérées comme nous étant personnelles.

« Veuillez agréer, etc.

« P. BROUARDEL. CHARRIN. J. ALBARRAN. »

A Monsieur le Ministre du commerce, Paris.

« RESPECTABLE MONSIEUR,

« En interprétant fidèlement les hauts devoirs que sa situation lui impose, Votre Excellence a nommé une Commission formée des Drs Brouardel, Charrin et Albarran, pour étudier mes inoculations préventives du choléra. Confiant en ce que je trouverai en Votre Excellence un accueil bienveillant pour les considérations que je dois lui exposer, je vais lui rendre compte de l'état de nos relations avec la Commission.

« Cette lettre est accompagnée d'une autre des Drs Brouardel, Charrin et Albarran, que je juge indispensable d'éclairer dans tous ses points essentiels.

« La principale plainte adressée à la haute considération de Votre Excellence par les docteurs cités est que je me réserve le secret du procédé d'atténuation du virus cholérique qui sert pour le convertir en vaccin, et ceci a besoin d'être expliqué, car si, en réalité, il y a quelque réserve de ma part, cette réserve est indispensable et peut être clairement justifiée. Il faut bien connaître, Monsieur le Ministre, les conditions de la vie scientifique en Espagne et celles qui sont particulières à cette question pour donner leur juste valeur aux causes de ma résistance.

« Je commence par déclarer croire que ce qui a égard à la prophylaxie du choléra par ma méthode comprend deux points de vue parfaitement séparables et séparés : l'un , celui qui intéresse véritablement l'humanité, est celui des effets de la vaccination cholérique ; l'autre a trait au procédé de préparation du vaccin. Le premier point de vue comprend la connaissance du liquide vaccin dans sa composition, la nature et la morphologie du bacille-virgule qu'il contient en culture pure, la constatation des effets physiologiques qu'il produit chez l'homme, la conviction de l'innocuité des vaccinations et, en dernier lieu, l'étude de l'immunité qu'elles confèrent ou de leur action prophylactique.

« Le second point de vue est complètement indépendant du précédent. Dès que chacun peut s'assurer que mon liquide n'est autre chose qu'une culture pure du microbe du choléra, préparé d'après le procédé de Pierre Miquel, on a la connaissance la plus parfaite de sa nature, aussi parfaite que celle que n'importe quel médecin peut avoir de la nature du sulfate de quinine ou du chlorhydrate de morphine qu'il emploie sans qu'il sache par quel procédé le fabricant de produits chimiques a obtenu ces sels. Et ceci a d'autant plus de force que *je ne me refuse pas à laisser reconnaître microscopiquement et chimiquement mon liquide de vaccin dans mon laboratoire*, comme l'a fait la Commission nommée par le gouvernement espagnol pour inspecter mes travaux, cette Commission ayant dû reconnaître que mon liquide ne contenait aucun élément étranger à une culture pure du koma-bacillus dans du bouillon. Il y a plus, Monsieur le Ministre, et j'appelle tout particulièrement l'attention de Votre Excellence sur ceci : j'ai invité MM. les D\ Brouardel, Charrin et Albarran à recueillir eux-mêmes les virgules dans des déjections cholériques, à en faire des cultures dans un bouillon préparé par eux et à me confier ce bouillon dans une boîte scellée à la cire pour que je le convertisse en vaccin qui devrait servir à inoculer des personnes.

« Ceci connu, ce qui intéresse tout le monde c'est de savoir si les inoculations pratiquées avec ce vaccin *obtenu avec les cultures de la Commission* sont ou ne sont pas inoffensives, et en dernier lieu, ce qui est encore bien plus intéressant, si par les statistiques soigneusement relevées on peut déduire la vérité de leur action prophylactique. Votre Excellence ne croit-elle pas que c'est là ce qui presse le plus, ce qui présente le plus d'importance pour les services humanitaires que mes travaux peuvent rendre ?

« En outre de la lettre ci-jointe, adressée à Votre Excellence, il résulte que dans le décret signé par Votre Excellence, le 17 juin dernier, en instituant la Commission, celle-ci n'avait d'autre mandat que *d'aller en Espagne pour étudier les effets de vaccination cholérique faite par M. le Dᵣ Ferran;* et je crois formellement que ces essais peuvent être étudiés d'une façon sérieuse et utile avec la connaissance de la nature de mes cultures, dont je ne refuse à personne l'examen dans mon laboratoire et avec la constatation de leurs effets.

« Ceci étant donné, comment se fait-il que la digne et illustre Commission ne commence pas ses études de constatation dans le laboratoire et dans les villages infectés, et qu'elle s'obstine à poursuivre avec insistance la connaissance de ce qui constitue ma technique d'atténuation du microbe ? Prétend-on soutenir que cette connaissance est de tout point nécessaire pour déterminer l'action prophylactique du vaccin ?

« Ah ! Monsieur le Ministre, il faudrait alors nier à tous les médecins la possibilité d'accepter l'efficacité thérapeutique de l'écorce de quinquina, s'ils ne savaient pas comment on en fait la récolte et l'emballage aux Indes.

« MM. les Docteurs qui composent la Commission nommée par Votre Excellence ajoutent contre mon attitude *qu'étant porteurs d'une lettre de M. Pasteur, dans laquelle celui-ci a précisé les points sur lesquels devaient plus spécialement porter leurs travaux,* ils pensaient que je m'empresserais de donner, à celui que je nomme mon Maître, les moyens de juger la valeur de mes travaux, et ils ajoutent : « il n'en a pas été ainsi ».

« Eh bien ! qu'est-ce qu'il dit, M. Pasteur, mon maître vénéré, la seule personne de qui j'aie reçu, dans tous mes travaux et dans toutes mes peines, quelque appui moral, et qui pourtant est le seul qui ait le droit d'exiger de moi quelque chose ? M. Pasteur dit :

« Ce qu'il faut savoir, avant tout, c'est si vous prévenez le « choléra chez les personnes inoculées ?

« Aidez nos savants missionnaires à porter un jugement sûr à « ce sujet. Vous pouvez y arriver en leur donnant les moyens « de faire eux-mêmes leurs statistiques.

« Je vous engage vivement, outre les expériences de non « récidive dont je vous parle, de soumettre vos cultures à l'exa- « men de ces messieurs et, s'il est possible, d'en adresser quel- « ques-unes à mon laboratoire.

« Si mystérieuse est encore la question des virus atténués et « des vaccinations, que personne n'est autorisé à vous jeter la « pierre par idée préconçue et par raisonnement *a priori.* Les « faits seuls doivent être invoqués pour juger votre méthode. »

« Votre Excellence voit que l'éminent microbiologiste que je vénère et respecte me prie seulement de soumettre mes cultures à l'examen de la Commission, et ceci, je suis non seulement disposé à le faire autant de fois qu'on pourra le désirer, mais je l'ai déjà, fait pour ces docteurs dans mon laboratoire ; quant aux faits, Votre Excellence le comprendra, ils sont dans le champ d'observation des villages infectés, où la Commission peut voir pratiquement si mon vaccin est ou non prophylactique. Ce n'est qu'après avoir examiné et constaté son efficacité, déjà indubitable d'après moi, qu'on pourrait agiter la question de connaître le procédé que j'ai découvert pour atténuer le microbe du choléra.

« *Est-ce qu'on prétend que je fasse connaître le secret du procédé d'atténuation ?* Pour le faire, il faudrait que je me trouvasse dans des circonstances bien différentes de celles qui m'entourent.

« Peut-être m'objectera-t-on que mon attitude n'est pas tout à fait celle suivie par les hommes de science ; mais je répondrai à ceci que, en dehors de quelques cas semblables que l'on pourrait trouver, comme tout dans ce monde est relatif, mon silence est en rapport avec les circonstances dans lesquelles je me trouve. Quand, après m'être consacré pendant longtemps aux études de microbiologie, la municipalité de Barcelone me nomma par concours naturaliste commissionné pour étudier le choléra à Marseille et à Toulon et que j'eus connaissance des nouvelles formes du bacille-virgule de Koch, de son action pathogène et de son action prophylactique, que je m'empressai de le communiquer à la municipalité qui m'avait honoré de sa confiance, et au gouvernement de mon pays ; ce dernier, qui devait être intéressé par de hautes raisons d'humanité et d'amour-propre national, me répondit par un silence méprisant. Je n'ai eu aucun appui de sa part.

« Le choléra ayant fait son apparition dans cette province, j'ai dû tout faire par moi-même, appuyé seulement par mon infatigable collaborateur Pauli et par un professeur de cette Faculté de médecine, M. Giméno. J'ai inoculé plusieurs milliers de personnes sans obtenir au début aucun bénéfice matériel, et quand, après tous ces travaux et après mes travaux antérieurs, dans lesquels j'avais sacrifié ma tranquillité, ma santé, ma clientèle et mes modestes ressources d'obscur médecin d'arrondissement ; quand, par l'importance extrême de ma découverte, j'étais en droit d'attendre la protection de mon gouvernement, je n'obtins de celui ci que la défense inqualifiable de poursuivre mes inoculations (levée après le rapport de la Commission officielle venue pour étudier mes travaux), et je suis devenu le but d'une hostilité ministérielle, qui a employé contre moi toutes sortes d'armes : conduite d'autant plus invraisemblable que, avant tout ceci, l'Académie de Barcelone avait publié un rapport favorable à mes travaux.

« Je ne me refuse pas absolument et pour toujours à abandonner ma réserve, et si le gouvernement de mon pays eût été comme celui de l'Allemagne, qui s'empressa de sortir de son obscurité et de récompenser splendidement R. Koch, pour la découverte des

spores de la bactérie charbonneuse, où s'il eut imité celui de la
France, toujours prêt à protéger ce qui est utile, en tendant sa
main généreuse à tout ce qui est grand, ma méthode ne serait
dans le brouillard pour personne, et personne non plus n'aurait
droit à se plaindre de mes réserves, car alors j'aurais des garanties pour m'assurer la légitime jouissance de ma découverte,
étant donné que, et il faut le reconnaître, Monsieur le Ministre,
toute la gloire du monde ne suffirait pas, dans le cas si possible
de ma mort, à sortir mes enfants de la pauvreté !

« En résumé, Monsieur le Ministre, je désire faire constater
que je ne résiste pas à l'examen de mes liquides de culture et à
tous les travaux d'inoculation et de statistique que la digne Commission nommée par Votre Excellence voudra faire; que je crois
avoir correctement répondu à l'esprit et à la lettre du décret du
17 juin, par lequel la Commission a été instituée, et en dernier
lieu, que je suis disposé à accomplir les recommandations et à
exécuter les prières que M. Pasteur me fait concrètement dans la
lettre invoquée par MM. Brouardel, Charrin et Albarran.

« (Signé) JAIME FERRAN. »

Nous ne discuterons pas longuement cette réponse, nous ferons
seulement remarquer que M. Ferran persiste à refuser de donner
communication des moyens par lesquels il obtient l'atténuation
du virus cholérique, qu'il refuse également de laisser examiner
son liquide en dehors de son laboratoire. Quant aux motifs invoqués pour justifier sa conduite, quelque atténuée qu'en soit l'expression, elle contient en germe ceux qu'il avait allégués dans
notre première entrevue.

Nous ne pouvions, dans ces conditions, porter un jugement
définitif sur le procédé de M. Ferran, notre mission officielle ne
pouvait donner le résultat désiré. Nous avons pensé que notre
devoir était de recueillir le plus de renseignements possibles pour
avoir une opinion sur la valeur probable des procédés employés,
et sur le résultat des inoculations anticholériques.

Nous avons donc demandé à M. Ferran que, bien que notre mission fût terminée, il nous montrât, à titre de confrères, ce qu'il
jugerait bon de mettre sous nos yeux. Il nous conduisit alors
dans son laboratoire.

Nous y avons rencontré ses collaborateurs, MM. Pauli, ingénieur, Pasqual, avocat, un professeur d'accouchement et un
jeune médecin. Voici les appareils qu'on trouve dans le laboratoire : deux microscopes dépourvus d'éclairage spécial, un objectif n° 5 ancien Nachet qui, combiné à un oculaire n° 3, donne le
plus fort grossissement dont puisse disposer M. Ferran, une étuve

constituée par une caisse en bois, au centre de laquelle brûle un
bec de gaz baissé; cette étuve est privée de régulateur. M. Ferran nous déclare ne posséder aucun appareil capable de régler la
température. Ce laboratoire manque de toutes les matières colorantes habituelles; M. Ferran, qui décrit au point de vue morphologique des choses si extraordinaires, dédaigne les colorations
dont cependant tous les microbiologistes reconnaissent l'utilité.
Si nous ajoutons un certain nombre de becs de gaz, de toiles mé-
talliques, de matras, de quelques litres de bouillon de veau dont
certains échantillons nous ont paru bien stérilisés, nous aurons
donné une idée de l'outillage scientifique du laboratoire du médecin de Tortose.

M. Ferran nous a montré quelques préparations. La première,
faite à l'aide d'une goutte puisée dans une culture, contenait
quelques spirilles de longueur variable, dont il nous serait difficile de préciser les caractères, vu le peu de perfectionnement des
modes d'examen. Sur le trajet et aux extrémités des spirilles
existait un certain nombre de points sphériques que M. Ferran
nous a dit être de magnifiques exemples de spores endogènes;
une des spirilles était uniformément bosselée; il a prétendu que
cet aspect tenait à la quantité des spores qu'elle contenait. Dans
une deuxième préparation, nous avons pu reconnaître l'existence
d'organismes mobiles se rapprochant plus ou moins du bacille-
virgule.

Le liquide vaccinal est jaune, louche, très trouble, et rappelle
l'aspect des vieilles cultures. M. Ferran nous a permis d'examiner une préparation obtenue à l'aide d'une goutte puisée dans
le liquide vaccinal. Nous y avons vu des points arrondis,
quelques bacilles ressemblant plus ou moins au bacille-virgule et
enfin des petits bâtonnets rectilignes. Les microbiologistes connaissent ces éléments arrondis que l'on rencontre aux extrémités
ou sur le trajet de certains bacilles. Nous avons demandé à M. Ferran pourquoi il les considérait comme des spores; il nous a
répondu, sans nous fournir aucune préparation justificative, que
ces points passaient par des grossissements successifs, formaient
les corps mûriformes desquels s'échappait un jet de protoplasma
constituant les spirilles. Quand la torsion des spirilles est peu
marquée, leur segmentation donnerait naissance à des bacilles
droits.

Ces examens ont été faits à un éclairage médiocre, avec des
grossissements de 7 à 800 diamètres, alors que des grossissements
de 1,100 à 1,400 sont ceux que l'on emploie aujourd'hui pour étudier la morphologie des microbes.

Comme M. Ferran ne pouvait pas nous montrer les phases
de la morphologie qu'il avait décrite, phases que tout le monde

pouvait, suivant lui, reproduire facilement, nous l'avons prié de nous retracer théoriquement les évolutions multiples du bacille-virgule telles qu'il les comprenait. Nous avons reconnu, à la suite de son aveu personnel, qu'il avait modifié ses opinions, et qu'il n'attribuait plus à l'oogone, à l'oosphère et au pollinide, le rôle qu'il leur avait assigné dans un mémoire primitif. Il nous a même alors exposé l'état sous lequel il croit que le bacille-virgule se présente dans les eaux et dans le sol, et cela sans qu'il l'ait jamais constaté.

Nous avons également demandé à M. Ferran pourquoi il ne pouvait nous faire voir les formes si spéciales que seul il a décrites. Il nous a répondu qu'il n'avait conservé aucune préparation, qu'il ne possédait en ce moment aucune culture pouvant faire apprécier ces détails de morphologie, mais que si nous voulions attendre cinq à six jours, il pourrait nous montrer des corps mûriformes. D'autres, plus heureux que nous, ont pu voir ces corps interprétés par quelques médecins de Barcelone dans le sens de M. Ferran et considérés par M. Mendoza comme de simples cristaux.

En somme, relativement à la morphologie, nous n'avons obtenu que des promesses incomplètes ; tout ce que nous avons pu voir par nous-mêmes n'était pas nouveau, et tout ce qui était nouveau nous ne l'avons pas vu.

Nous avons abordé le côté expérimental de la question : comme pour la morphologie, on nous a dit que nous n'avions qu'à le reproduire nous-mêmes. Au moment où nous nous trouvions dans le laboratoire, il n'y avait ni animaux en expérience, ni animaux prêts pour l'expérimentation. A nos observations, M. Ferran a répondu qu'ayant terminé la partie scientifique de son œuvre, il ne s'occupait plus que du côté pratique, savoir, la vaccination. Questionné sur les symptômes que présentaient les animaux, il a ajouté qu'après injection sous-cutanée d'un minimum de 2 centimètres cubes, les cobayes mouraient en quelques heures en hypothermie et avec des frissons, sans diarrhée ni vomissements. Aucun des signes ne pouvait rappeler le choléra, les signes indiqués ci-dessus étant, comme le savent tous les expérimentateurs, communs à beaucoup de septicémies. Dans le sang de ces cobayes, on pouvait constater un certain nombre d'éléments arrondis, qu'il considère comme des micrococcus, mais on n'y voit ni spirilles, ni bacilles-virgules. Si cependant on se reporte aux expériences de la Commission de l'Académie de Barcelone, publiées dans le numéro 6, volume VIII, de la *Gazette médicale catalane*, on voit que le sang des cobayes fourmille de spirilles, de virgules et de plusieurs autres corps mal déterminés. De plus, M. Ferran, d'après sa première communication, avait pu reconnaître dans le sang des cobayes des corps mûriformes, opinion déjà abandonnée par lui lors du rapport de l'Académie de Barcelone.

En somme, on peut donc constater, au point de vue expérimental, de nombreuses variations, comme on en a constatées au point de vue morphologique, dans les opinions du docteur Ferran.

Passant à l'étude du vaccin, nous avons reconnu une fois de plus que M. Ferran se refusait à nous indiquer son procédé d'atténuation, qu'il se refusait également à nous laisser emporter une certaine quantité de vaccin pour le soumettre à nos moyens personnels de contrôle, exigeant que ce contrôle ait lieu dans son laboratoire.

Il n'a pas voulu exposer les motifs qui, à notre grand étonnement, le faisaient agir de la sorte. Pourtant M. Ferran, qui ne veut point céder la moindre parcelle de son liquide vaccinal, pourrait, d'après ses aveux, en fabriquer deux mètres cubes par jour.

Le mercredi 1er juillet il a vacciné devant nous une vingtaine de religieuses, de l'hospice des Petites-Sœurs des Pauvres. Voici comment il a procédé : il a transporté son liquide vaccinal dans un matras, modèle Ferran, dont la fermeture laisse à désirer, et dont le contenu pendant le trajet en voiture avait, à plusieurs reprises, fortement imprégné l'ouate et le caoutchouc obturant le matras. Arrivé à l'hospice, M. Ferran a versé son vaccin dans une tasse non flambée, fournie par une religieuse. Il a puisé dans cette tasse, remplissant rapidement à chaque fois une seringue d'un centimètre cube, munie d'une forte et large canule, les canules capillaires habituelles se brisant, selon lui, trop facilement. Il a injecté par piqûre de bas en haut le contenu de la seringue dans la partie postéro-externe du bras, sans prendre la précaution d'expulser l'air introduit dans la seringue en même temps que le liquide aspiré, ni de flamber la canule. Chaque personne recevait un centimètre cube à chaque bras. M. Ferran nous a dit qu'en une minute il vaccinait quatre individus, soit huit injections. Les personnes ainsi inoculées présentent, dans les vingt-quatre ou quarante-huit heures qui suivent, des phénomènes de malaise mal déterminé, des courbatures, quelques variations thermiques; on ne constate ni vomissements, ni diarrhée. Pas plus que pour les animaux, on n'a eu un tableau symptomatique se rapprochant du choléra. Dans le sang des personnes vaccinées on ne découvre ni spirilles, ni virgules ; dans les déjections, il n'y a pas de bacilles-virgules. Enfin nous ajouterons que la Commission de Madrid considère ces inoculations comme inoffensives. Nous avons pu reconnaître par nous-mêmes que les personnes inoculées ne présentaient pas le lendemain d'accidents généraux graves.

Avant de procéder à l'examen des résultats statistiques, nous avons visité des cholériques au couvent des Petites-Sœurs des Pauvres, où des inoculations avaient été pratiquées la veille, devant nous; à l'hôpital temporaire des cholériques, où nous ont menés l'alcalde de Valence et M. le docteur Gomez, professeur d'hygiène à l'Universié de Valence.

Nous avons pratiqué une autopsie et constaté que les lésions étaient bien celles du choléra.

Nous avons demandé à M. le docteur Ferran de nous indiquer dans quelles villes et quels villages il avait pratiqué les inoculations et quels étaient ceux que nous devions plus particulièrement visiter. Sur ses indications, nous nous sommes rendus à Alcira, ville située à 37 kilomètres S.-O. de Valence; à Carcagente, ville située à 7 kilomètres S.-O. d'Alcira; Alberique, à 6 kilomètres O. d'Alcira; Algemesi, 5 kilomètres N. d'Alcira.

Les statistiques, prises telles qu'on les publie, ne semblent pas défavorables à la pratique des vaccinations anticholériques. Mais avant de vous en lire les chiffres, quelques remarques sont nécessaires. Les renseignements que nous allons donner nous ont été fournis par les alcaldes des villes et les gouverneurs des provinces, qui se sont mis à notre disposition avec un empressement et une bienveillance dont nous sommes heureux de les remercier publiquement.

Tous nous ont déclaré qu'au point de vue du recensement de la population aucune statistique sérieuse n'existe en Espagne. Certains impôts analogues à des droits d'octroi subissent une augmentation très notable, à mesure que s'accroît le nombre des habitants. Aussi le chiffre du recensement officiel est-il toujours très inférieur à la réalité. Exemples : à Alcira, le chiffre officiel est de 16,000, le chiffre réel serait de 20 à 23,000; pour Algemési, le chiffre officiel est de 7,850, le chiffre réel serait d'environ 10,500.

Ces renseignements sont confirmés par M. Gordillo Lozano qui, dans une brochure sur la mortalité à Madrid, dit : « Une des principales raisons qui fait que la mortalité à Madrid paraît exagérée, par rapport à celle des autres capitales, c'est que le recensement officiel des habitants est inférieur de 200,000 à la vérité. » Or, le chiffre officiel n'atteint pas 400,000. Il s'agit d'une erreur d'un tiers.

Il ne semble pas que le relevé du nombre des décès dus au choléra soit plus exact. Lorsque nous nous rendions à Alcira, nous nous sommes trouvés dans le même wagon qu'un colonel et deux officiers de son régiment qui ignoraient quels étaient leurs compagnons de route. Le colonel est commandant du cordon sanitaire qui entoure la province de Valence; il a raconté qu'il venait d'infliger à un des alcades de village de la circonscription une amende do 125 francs pour le fait suivant : se défiant des déclarations de cet alcade, au sujet de la mortalité de ses administrés par le choléra, le soir (les enterrements se font la nuit), il posta deux de ses hommes près du cimetière, avec ordre de compter les morts. Le lendemain, ils déclarèrent avoir vu sept inhumations. Or, l'alcade déclara au colonel qu'il n'y en avait eu que deux !

Le même jour, nous sommes allés à Carcagente; l'alcade nous déclara, sur notre demande, que bien qu'il y ait à Carcagente 10 à 12 décès cholériques par jour, on n'en déclarait pas plus de trois, craignant que la ville ne fût pourvue d'un cordon sanitaire.

L'écart est également excessif, et personne ne peut dire quels décès on déclare, quels sont ceux que l'on dissimule, si ces erreurs portent de préférence sur les inoculés ou les non inoculés.

Avant de juger la valeur des statistiques publiées, il faut donc reconnaître que nous ignorons le chiffre vrai de la population et celui des morts, et que l'écart entre les déclarations officielles et la réalité est tel qu'une déduction sérieuse est impossible. Ces causes de suspicion pèsent sur toutes les statistiques mortuaires espagnoles; mais il en est deux autres qui sont spéciales aux statistiques de M. Ferran.

La première est celle-ci : les statistiques des inoculations cholériques et des réinoculations se trouvent exclusivement entre les mains des partisans de M. le D⁻ Ferran. Je m'empresse de dire que ceci n'est peut-être pas sa faute, car, à un moment, le gouvernement espagnol avait défendu la pratique des inoculations; celles-ci ont continué plus ou moins clandestinement, mais les autorités ont été dessaisies et son contrôle fait défaut. Il semble toutefois que M. Ferran, pour des raisons quelconques, ne désire pas communiquer ses tableaux statistiques aux autorités gouvernementales, car le gouverneur de la province de Valence nous a dit, devant l'alcade de cette ville, que le délégué du gouvernement aux statistiques ayant demandé les noms des personnes inoculées, on avait refusé de les lui donner, et qu'il se proposait d'adresser lui-même une nouvelle demande à M. Ferran.

Enfin, si, comme l'a dit M. Ferran, au début les vaccinations étaient gratuites, il faut reconnaître qu'aujourd'hui un très grand nombre — je n'oserai dire, n'ayant pas de chiffres officiels, le plus grand nombre — est payant; les prix varient de 5 francs à 12 fr. 50 c. Beaucoup de partisans de la vaccination arrivent de Valence et des environs; la maison vaccinale est toujours pleine et est organisée comme personnel de façon à ce que les opérations s'exécutent rapidement. Or, nous savons que ce sont surtout les populations pauvres qui payent un lourd tribut aux épidémies cholériques. Cinq ou dix francs, pour le prix de déplacement, représentent une somme bien supérieure à la valeur

8

monétaire qui, en France, correspond à ce chiffre. Il y a donc par le fait des vaccinations payantes une sélection naturelle qui augmente le nombre des personnes aisées vaccinées et fausse les résultats bruts de la statistique. Il est facile après ces remarques de comprendre quelle est la valeur des statistiques publiées.

Nous croyons cependant devoir reproduire les chiffres qui nous ont été remis, chacun jugera.

Alcira. — Les renseignements nous ont été fournis par M. le docteur Estruch, un des plus ardents partisans de M. le docteur Ferran. Le tableau détaillé qu'il nous avait promis n'était pas arrivé au moment de notre départ. Nous publions donc les notes qu'il nous a communiquées pendant notre visite à Alcira.

Alcira. — Population officielle, 16,000.
—   probable, 23,000.
Non inoculés : minimum, 5,500.
—   maximum, 12,600.
Invasions, 374 ; morts, 169.
Inoculés, 10,000.
Invasions, 37 ; morts, 7.
Réinoculés (Nombre inconnu).
Invasions, 39 ; morts, 7.

— *Albérique.* — Population, 5,000.
Non inoculés, 4,000.
Invasions, 192 ; morts, 73.
Inoculés, 938.
Invasions, 10 ; morts, 2.
Réinoculations nombreuses : Invasions, 3 ; morts, 0.

Algemesi. — Population officielle, 7,856.
—   probable, 10,500.
Non inoculés, officiel, 6,600.
—   probables, 9, 300.
Invasions, 484 ; morts, 208.
Inoculés, 1,202.
Invasions, 21 ; morts, 5.
Réinoculations, 623.
Invasion, 1 ; mort, 1.

A Carcagente on n'a pu nous donner le chiffre des malades. On nous a dit que sur 165 inoculés aucun n'avait été atteint; mais une femme réinoculée qui servait à Alcira chez M. Pelayo est morte à Carcagente d'un choléra foudroyant. Dans une maison composée de cinq personnes, trois se firent vacciner, les deux autres auraient succombé du choléra. Ces deux personnes étaient phtisiques, et leur état de santé les avaient empêchées de se faire vacciner.

Les statistiques connues ne sont pas encore nombreuses, et on peut se demander si celles qui sont défavorables à la doctrine sont publiées. Ainsi, chez M. le gouverneur de Valence, il nous a été affirmé qu'à Masanasa 67 % des vaccinés avaient été atteints du choléra. Cette statistique devait, nous a-t-on dit, paraître dans un journal de Valence les 3 et 4 juillet.

En lisant ces tableaux, un fait nous frappe : c'est le nombre des réinoculés atteints et morts. Dans la doctrine de M. Ferran, ceux qui sont inoculés une première fois ne possèdent qu'une immunité relative, ceux qui sont réinoculés possèdent une immunité presque absolue. Or, dans ces tableaux statistiques, nous trouvons 39 cas d'invasion chez les réinoculés, et 7 décès. La doctrine semble donc en défaut, et même pour les réinoculés l'immunité ne serait que relative et non absolue.

En résumé, le contrôle scientifique de la valeur des procédés employés par M. le Dr Ferran pour obtenir l'atténuation du virus cholérique, et l'étude complète du vaccin qu'il inocule, sont rendus impossibles par son refus; les opinions de M. Ferran sur la morphologie du bacille et sur l'étude du sang des inoculés ont subi de nombreuses variations; l'outillage scientifique de son laboratoire est loin de répondre aux nécessités et aux difficultés des études microbiennes; les piqûres vaccinales pratiquées chez l'homme ou les animaux ne développent aucun symptôme qui rappelle une forme quelconque du choléra atténué; il est vrai que ces inoculations sur l'homme paraissent inoffensives ; les statistiques mortuaires espagnoles possèdent toutes des défauts qui les vicient absolument; on ignore le chiffre réel de la population, on dissimule le nombre des décès dus au choléra. Pour des raisons spéciales, celles que publient les partisans de M. le Dr Ferran sont encore plus suspectes.

En tout cas, la réinoculation cholérique ne met pas sûrement à l'abri de l'invasion. Aucun des arguments invoqués en faveur de cette doctrine ne résiste à la critique; la preuve de la valeur prophylactique des inoculations anticholériques pratiquées par M. Ferran n'est donc pas faite. Il ne faudrait pas que l'erreur d'un des plus bruyants partisans des théories microbiennes atteignît la doctrine elle-même. Il ne suffit pas d'un imprudent pour compromettre son avenir. Nous sommes convaincus que la découverte de l'atténuation des virus est et demeurera une des formes les plus brillantes du progrès médical à la fin de ce siècle; mais pour ne pas laisser encombrer la science de conceptions mal venues, il faut se défier de l'engouement des uns plus encore que des résistances des autres.

Quand on se trouve en présence de quelqu'un qui veut passer de la théorie à la pratique, et faire l'application prophylactique des inoculations aux maladies humaines, il faut, avant d'accepter ses propositions, faire subir à sa méthode, à ses procédés, les plus rigoureuses épreuves.

Jenner a hésité neuf ans avant d'oser inoculer James Phipps, le 14 mai 1796. Nous avons tous été témoins des longues hésitations, du labeur incessant de M. Pasteur avant qu'il ait osé affirmer la valeur de ses atténuations de virus, et cependant il pouvait opérer sur les animaux et renouveler sans cesse l'expérience. Pour entreprendre de pareils travaux, il faut que l'honnêteté complète, absolue de l'homme ne puisse être discutée, et ici l'honnêteté est plus rigoureuse qu'en toute occasion ; elle consiste à ne rien ignorer de ce qui peut compromettre la vie de son semblable, à posséder une instruction technique complète, à ne rien avancer sans l'avoir soumis au contrôle de tous. Plus les problèmes touchent de près à la vie humaine, plus la méthode scientifique doit être parfaite, plus le savant doit être armé.

M. Ferran me semble n'avoir pas compris l'importance de ces vérités, et il a abandonné le terrain des expérimentations et des études scientifiques pour entrer trop tôt dans ce qu'il appelle « la pratique ».

De son côté, M. le Dr Métadier, membre du Conseil central d'hygiène de la Gironde, avait été chargé, par M. le Préfet de ce département, d'aller étudier en Espagne l'épidémie cholérique et les inoculations du Dr Ferran. Dans un lucide et instructif rapport, que les journaux de médecine de Bordeaux ont reproduit, notre savant confrère examine diverses questions, celle de la nature de l'épidémie en Espagne, celle de l'extension que peut prendre cette épidémie en Europe, celle de la valeur des quarantaines terrestres ou maritimes pour empêcher sa propagation : toutes questions qui n'ont pas à nous occuper ici. Puis il en vient à ce qui a trait au Dr Ferran, à ses études, à ses vaccinations. Ici je transcris textuellement cette dernière partie du rapport du médecin bordelais :

Quelle opinion peut-on avoir actuellement sur la valeur de l'inoculation pratiquée par le Dr Ferran à Valence et à Alcira ?

Est-elle sans danger ? Doit-on recommencer ces expériences en Espagne ou ailleurs ?

Que doit-on penser des réserves scientifiques du Dr Ferran et de son système d'inoculation ?

Le monde scientifique a été frappé des importantes affirma-tions présentées par le Dr Ferran, tant sur la morphologie du bacille-virgule dont il a donné une description détaillée, que sur le rôle prophylactique qu'il accorde à des inoculations faites avec des liquides de culture de ce microbe.

Sur le premier point, qui vise la morphologie et les transfor-mations du bacille-virgule, M. Ferran, après avoir signalé cer-tains corps comme jouant dans cette transformation un rôle important, a présenté lui-même quelques réserves ; de plus, des micrographes très distingués, qui ont pu observer les corps qu'il désignait sous le nom de *corps mûriformes*, lui ont fait observer que ces corps ne paraissaient point mériter l'importance qu'il leur accordait, et devaient être simplement considérés comme des cristaux émanant de la combinaison d'un acide billiaire et d'une base. Les expériences faites dans cet ordre d'idées ont donné raison à cette appréciation, et, après examen attentif, plusieurs micrographes considèrent actuellement les corps mûriformes du Dr Ferran comme de simples cristaux de choléate de soude.

Quant au rôle prophylactique de l'inoculation, des statistiques seules, bien établies, pourront suffisamment le démontrer ; le point important que j'ai constaté, *c'est que, malgré les inocula-tions et même les réinoculations, des habitants d'Alcira et de Va-lence ont été atteints du choléra et que quelques-uns sont morts.*

Ce ne sera donc qu'avec une statistique minutieuse de Madrid qu'il sera possible de constater s'il y a eu dans des proportions déterminées une réelle protection. Je crois devoir néanmoins vous fournir plus loin une statistique telle qu'elle m'a été remise à Alcira par le Maire de cette localité [1] ; elle ne tient compte ni de l'âge, ni du sexe, ni de la position sociale des individus. Ces lacunes constatées, il faut reconnaître que ce document présente des chiffres favorables à la méthode d'inoculation ; mais y a-t-il dans cette statistique des éléments suffisants pour porter un ju-gement définitif ? Pour mon compte, je ne le crois pas.

Cette inoculation est, du reste, sans danger, mais elle est loin, à mon avis, de présenter les phénomènes généraux atténués qui rappellent les symptômes cholériques ; en un mot, je n'ai pas vu, sous l'influence de l'inoculation à la dose de un à deux centimè-tres cubes de liquide de culture, se produire ce que le Dr Ferran appelle le *choléra expérimental.*

(I) Voir plus haut cette statistique, publiée déjà par la *Revista de medi-cina dosimetrica.*

L'inoculation paraît absolument sans danger; mais les phénomènes présentés par les inoculés offrent-ils réellement les apparences des symptômes atténués du choléra expérimental ? Le choléra est une affection essentiellement apyrétique, il y a toujours un abaissement considérable de température ; la diarrhée, les vomissements, les crampes, constituent le cortège de cette terrible affection. Eh bien! quels sont de ces symptômes principaux si caractéristiques ceux qui se produisent aussi atténués que possible chez les inoculés du Dr Ferran? On pourrait presque dire aucun ! Qu'observe-t-on ? toujours un peu de fièvre, au lieu du refroidissement une légère élévation de température, très rarement des vomissements, enfin la diarrhée n'accompagne presque jamais ces inoculations. Je le répète, si le Dr Ferran a obtenu des résultats différents à des doses différentes, cela est possible, mais je me suis placé sur le terrain pratique. J'ai interrogé des individus inoculés, très enthousiastes de sa méthode, et j'ai acquis la conviction que les choses se passaient ainsi dans la grande majorité des cas, que les inoculations n'étaient accompagnées le plus souvent d'aucun phénomène général bien défini, et j'en conclus volontiers avec lui qu'elles ne présentent aucun danger.

Quel est le liquide injecté? quelle est sa nature? contient-il le bacille caractéristique du choléra ? Aucun des micrographes présents à Valence et qui ont suivi les inoculations du Dr Ferran ne doutent de la présence du bacille dans la culture du Dr Ferran.

Mais si le Dr Ferran a bien voulu nous fournir quelques éléments d'étude et même un local dans la maison où il a établi son laboratoire et où nous ne pouvions arriver qu'après avoir traversé la foule qui attendait l'inoculation, je suis obligé de dire qu'il s'est renfermé dans un silence absolu sur le mode de culture qu'il employait pour obtenir le liquide d'injection, se réservant de publier plus tard tout ce qui pourrait intéresser le corps médical, et faisant cette réserve pour pouvoir répondre d'un seul coup à toutes les critiques qui pourraient lui être faites sur un système trop nouveau, d'une application trop récente pour ne pas présenter actuellement quelques imperfections.

Cette réserve a été appréciée, bien entendu, de différentes façons ; déjà M. Letamendi, professeur à la Faculté de Madrid, m'avait laissé entrevoir, avant mon départ pour Valence, tout l'intérêt que M. Ferran avait à ne pas faire connaître le secret de sa découverte ; quelques amis de M. Ferran ont tenu le même langage, mais en général elle n'a pas été favorablement appréciée par les médecins français et étrangers, qui comprirent mal, sans doute, le sentiment qui dicta, dans cette circonstance, les précautions du Dr Ferran. A partir de ce moment son local a été abandonné, et les dernières études, autopsies de cholériques, cultures nouvelles, préparations diverses, ont été faites dans un laboratoire de l'Ecole de Médecine de Valence, avec le concours d'un médecin espagnol, micrographe distingué de Madrid, M. Mendoza, dont tous les médecins étrangers ont pu reconnaître le mérite, la bienveillance pour tous et le plus entier dévouement.

Si les inoculations du Dr Ferran ne sont pas suffisamment concluantes, s'il reste dans l'esprit des observateurs quelques doutes légitimement fondés, s'ensuit-il que le système en lui-même, l'originalité du moyen prophylactique, son innocuité dans les conditions actuelles ne constituent pas une base d'études qui doit servir de point de départ à des observations nouvelles, multipliées dans les laboratoires et appelées peut-être à donner la solution du problème posé par le Dr Ferran et qu'il prétend avoir résolu ? est-ce à dire aussi que nous ne devions pas rendre hommage aux études du médecin espagnol, études commencées l'an dernier à Marseille et poursuivies cette année en Espagne avec une conviction profonde et la plus grande confiance dans le succès de sa méthode ?

Loin de nous une pareille pensée ; pour mon compte, je suis le premier à admirer cette confiance des populations, cette conviction profonde qu'il a fait partager à ses compatriotes, cet entraînement vers une méthode nouvelle, vers un moyen prophylactique, qui ne doit faire ses preuves qu'avec les éléments d'observation que les inoculés eux-mêmes apporteront dans l'étude de la question ; car tout est là, les statistiques seules pourront éclairer le corps médical et donner, ailleurs qu'en Espagne, la confiance que possèdent actuellement un si grand nombre de compatriotes du Dr Ferran.

Et qu'on n'aille pas croire, en France ou ailleurs, qu'il y a de l'exagération dans la manière dont je traduis cette confiance et cette admiration ! Il faut avoir vu briser les vitres, enfoncer les portes du laboratoire Ferran, sous prétexte de trop de lenteur dans les inoculations, il faut avoir vu les ovations dont notre confrère espagnol a été l'objet, pour ne pas hésiter à lui accorder tout au moins le mérite d'avoir donné à ces populations une aussi grande confiance.

Cependant, après avoir reconnu les services rendus par le Dr Ferran, je croirais manquer à mon devoir de médecin français et à la mission spéciale dont j'ai été chargé, si je ne traduisais ici l'impression pénible que j'ai éprouvée lorsque j'ai connu certaines particularités de la conduite médicale de mon confrère espagnol. Dans l'une des pages qui précèdent, j'ai cru devoir indiquer, sans grands commentaires, la réserve du Dr Ferran au sujet de ses cultures et le refus adressé par lui aux médecins étrangers qui lui demandaient son mode de préparation. Quelques-uns de ces médecins, je peux citer leurs noms, sont allés jusqu'à lui offrir leur parole de garder le secret sur sa communication ; il n'a pas voulu céder à leurs instances, nous avons été blessés profondément par ce manque de confiance ; mais ma critique va plus loin.

Je trouve, dans la conduite du médecin espagnol, quelque chose de regrettable au point de vue purement humanitaire Il n'est pas douteux, en effet, que dans toutes les épidémies cholériques observées, c'est la population pauvre, celle qui souffre dans ses premiers besoins, qui est la plus éprouvée. Or, comment procède le Dr Ferran pour ses inoculations qui doivent mettre à l'abri du fléau ? Toutes ses opérations figurent sur des registres à souche, et chaque bulletin détaché, présentant de nombreuses indications, porte au dos le renseignement suivant : *Les opérations n'étant pas gratuites, la gratuité ne sera accordée qu'aux personnes qui justifieront officiellement de leur indigence!*

On déclarait bien haut, à Madrid et à Valence, que le Dr Ferran avait organisé son laboratoire de façon à pouvoir fournir le liquide nécessaire pour un million d'inoculations par jour. Pourquoi, dans ce cas, le Dr Ferran, ou tout au moins quelques-uns de ses collaborateurs, tels que les Drs Gimeno, Candela, Pauli, etc., ne sont-ils pas allés à Murcie porter, dans cette malheureuse province tant éprouvée, le remède prophylactique qui faisait merveille à Valence? Certes, il ne fallait pas compter sur la générosité de ses habitants, les malheureux sont dans un état de misère affreuse; mais on eût pu compter sur une reconnaissance profonde, et, en ramenant parmi eux le courage et la confiance dont ils ont tant besoin, on eût bien mérité de son pays et de l'humanité.

Je n'insiste pas davantage sur ces critiques que d'autres que moi signaleront peut-être plus complètement, et qui, je l'espère, trouveront de l'écho dans le corps médical français.

Après avoir indiqué les moyens à employer contre les dangers d'invasion qui nous menacent, M. le Dr Métadier termine ainsi ce qui, dans son rapport, a trait au Dr Ferran :

Enfin, puisque le Dr Ferran a inauguré un système prophylactique en faveur duquel, quant à présent, il est impossible de se prononcer, il y a lieu de renouveler les expériences en leur donnant le caractère scientifique que nos savants savent imprimer à leurs recherches et en ne les laissant pas assimiler dans leurs applications à ces remèdes secrets dont la science a depuis longtemps fait justice.

Conclusion pleine de sagesse et à laquelle se sont arrêtés Van Ermengem et plusieurs autres savants qui ont étudié librement, sans parti pris et sans idée préconçue, les travaux et la méthode de vaccination du médecin espagnol.

Avant le Dr Métadier, avant même le Dr Brouardel et ses collaborateurs, le Dr P. Gibier était allé en Espagne, chargé par le Ministre du commerce d'une mission auprès du Dr Ferran. J'emprunte à un article du Dr de Lignières, paru dans le *Figaro* du 7 juillet 1885, quelques détails sur cette mission. Je laisse de côté les allégations plus ou moins exactes, relatives aux honoraires que le médecin espagnol exigerait pour ses vaccinations, et auxquelles ce dernier a répondu. Je m'en tiens aux renseignements purement scientifiques.

Accueilli avec beaucoup de courtoisie par le Dr Ferran, M. le Dr P. Gibier a assisté à de nombreuses inoculations effectuées par le praticien espagnol et par ses collaborateurs. Il a pu avoir entre les mains des échantillons du liquide dont se sert le Dr Ferran pour ses vaccinations et les étudier dans son laboratoire. Quoi qu'en dise le Dr P. Gibier, ce liquide n'est nullement mystérieux dans sa composition ; toujours est-il que notre confrère a constaté qu'il contient bien les bacilles en virgules caractéristiques du choléra. Mais il ne peut pas dire *scientifiquement* que ces microbes possèdent une virulence atténuée : rien ne le prouve.

Le liquide vaccinateur est assez complexe ; M. Ferran a confié à M. Paul Gibier qu'il y faisait entrer de la bile. C'est même là la seule confidence qu'il lui ait faite au sujet de la composition de son liquide. Le médecin espagnol s'obstine, en effet, à garder pour lui seul « le secret de sa préparation ». A ce qu'a dit M. le Dr Gibier, il y aurait dans cette obstination une dérogation à tous les usages scientifiques universellement employés dans tous les pays et par tous les savants.

Mais ce qu'on oublie de dire, c'est que le secret du Dr J. Ferran est un peu comme le secret de Polichinelle. Il y a beaux jours qu'il a été divulgué, et par son rapport à l'Académie de médecine de Barcelone, et dans les conférences que Ferran et ses amis ont faites en Espagne, et dans tous les journaux médicaux espagnols, et enfin en France par les articles que j'ai publiés, le premier, dans *le Conseiller médical*, dans ma *Revue d'hydrologie pyrénéenne*, et, plus tard, par ma brochure sur *le Peronospora Ferrani*, dans laquelle une lettre du Dr J. Ferran lui-même donne les plus complets détails sur le mode de préparation de son vaccin cholérique.

D'après le Dr P. Gibier, les effets qui suivent l'inoculation ne sont pas autre chose que ceux que produirait l'injection sous-cutanée d'un liquide quelconque irritant, c'est-à-dire une légère rougeur de la peau, un peu de chaleur, un gonflement modéré des tissus environnants, en un mot tous les symptômes locaux d'une inflammation bénigne. On observe en même temps des symptômes généraux ordinairement peu accentués, un peu d'accès fébrile, de la céphalalgie, un léger embarras gastrique. La diarrhée, qui avait été signalée comme fréquente, ne se voit qu'une fois sur mille. Quelquefois il y a des abcès ; on doit les mettre sur le compte du manque de précautions avec lequel sont pratiquées les inoculations. On ne prend pas plus de ménagement dans ces vaccinations que s'il s'agissait d'inoculer des bestiaux.

M. le Dr Paul Gibier fait remarquer qu'il est impossible de déterminer si les effets locaux produits à la suite de l'inoculation doivent être attribués à la virulence plus ou moins atténuée des microbes en virgule contenus dans le liquide, ou bien si l'on doit les rapporter simplement à l'action même du liquide véhicule. Il y avait un moyen de trancher nettement la question. Ce moyen, M. Paul Gibier l'a proposé au Dr Ferran. Il a insisté auprès de lui pour qu'ils procèdent en commun à une analyse spéciale des différents éléments du liquide et à des expériences comparatives sur les effets produits par les éléments ainsi séparés. M. Ferran s'y est refusé en alléguant qu'il se réservait de se livrer plus tard à ce travail.

Ces différents faits ne prouvent-ils pas qu'on doit encore demeurer dans un doute salutaire, à l'endroit des inoculations

espagnoles? M. Gibier a constaté que le sang des personnes
inoculées ne contient aucun bacille en virgule dans les douze
premières heures qui suivent l'inoculation. Le bacille ne pénètre pas dans le sang, il pénètre sous la peau, et d'ailleurs,
s'il arrivait dans le torrent circulatoire, il n'y trouverait pas
le milieu favorable à son développement. On ne s'explique pas
du tout de quelle façon la vaccination du Dr Ferran peut préserver des atteintes du choléra. Et, en supposant que cette
action préservatrice soit démontrée réelle, il resterait encore
à savoir si elle se continue dans la suite. Un même individu
peut avoir plusieurs atteintes de choléra. Les médecins ne
connaissent pas suffisamment ces récidives des attaques cholériques : la littérature médicale française est presque muette
sur ce point. Les médecins anglais et américains les connaissent mieux que nous, car ils ont signalé les cas des sujets qui
avaient jusqu'à trois attaques de choléra dans les Indes. Comment donc agirait le prétendu vaccin du Dr Ferran sur une
maladie qui présente de telles allures qu'elle n'est, pour ainsi
dire, qu'un accident foudroyant dont on peut guérir en quelques heures même après une période d'algidité presque complète? L'idée de vaccination appliquée à une maladie comme
le choléra semble être un contre-sens ; c'est à peu près comme
si on cherchait le vaccin de la bronchite. Un médecin espagnol, qui, lui, peut-être, a jugé sainement les inoculations de
son confrère et compatriote, disait dernièrement : « Je n'ad-
mets pas plus l'efficacité des inoculations de Ferran contre le
choléra que je n'admettrais l'efficacité d'une injection sous-
cutanée pour guérir la stérilité. »

M. le docteur Paul Gibier a pratiqué en Espagne de nombreuses autopsies, il a visité plus de quatre cents malades dans
les hôpitaux ou dans les maisons particulières, accompagné de
son confrère, le docteur Van Ermengem, délégué du gouvernement belge. Tous les deux sont tombés d'accord sur les conclusions générales à tirer de leurs observations. Ils ont reconnu que c'était bien le choléra asiatique qui sévissait en
Espagne, avec une grande intensité, c'est-à-dire le même cho-

léra que celui avec lequel le D⟨r⟩ Gibier s'est trouvé aux prises l'année dernière en France, dans le Var, où il a eu quelquefois à soigner plus de quarante malades dans le même village.

« En résumé, dit en terminant son article M. le D⟨r⟩ de Lignières, les expériences du D⟨r⟩ Ferran présentent-elles quelque chose de sérieux ou ne doivent-elles être considérées que comme une habile entreprise commerciale? M. le D⟨r⟩ Paul Gibier, à qui nous avons posé la question, nous a répondu qu'il était d'avis de réserver encore son opinion définitive et d'attendre de nouvelles expériences.

« Attendons donc encore, mais tenons-nous dès maintenant sur une sage défiance. »

A ces appréciations des délégués français en Espagne j'ajouterai celle des D⟨rs⟩ Mondot et G. Séguy (d'Oran), qui, eux aussi, ont vu le D⟨r⟩ Ferran à l'œuvre :

« Le lecteur, écrivent-ils[1], sera sans doute étonné, en présence du refus absolu que le D⟨r⟩ Ferran aurait fait de communiquer ses procédés à la mission Brouardel, que nous soyons en mesure de publier des renseignements à ce sujet.

« Ce serait d'ailleurs une erreur de croire que l'on trouvera ici la divulgation d'un secret. Il y a, en effet, dans les travaux du D⟨r⟩ Ferran, et nous croyons ici traduire sa pensée, deux parties : l'une scientifique, l'autre pratique, nous n'osons pas le dire, industrielle. Il faut reconnaître que M. Ferran est assez réservé sur la seconde. A quoi est due cette réserve? Le voici, selon nous. Les travaux du D⟨r⟩ Ferran ont paru d'abord dans les journaux scientifiques espagnols, où ils sont peut-être restés un peu cachés ; ensuite, d'une façon sommaire, dans des communications aux Sociétés savantes, dont

1. *Le choléra en Espagne et les vaccinations anticholériques du D⟨r⟩ Ferran*, par le D⟨r⟩ MONDOT, ancien médecin de la marine, médecin de l'hôpital civil, et le D⟨r⟩ Georges SÉGUY, médecin de l'hôpital civil; broch. in-8°, 8 p. — Oran, 1885.

ils ne paraissent pas avoir beaucoup éveillé l'attention. A
cette indifférence sont venues se joindre les tracasseries du
gouvernement espagnol, qui a, tour à tour, interdit et permis
les inoculations dites anticholériques.

« Sur ces entrefaites, la mission Brouardel arrive en Espagne, et les savants français se présentent chez M. Ferran.

« A tort ou à raison, à tort selon nous, M. Ferran crut voir,
dans nos savants compatriotes, des délégués dont la mission
consistait surtout dans la recherche des procédés de fabrication du vaccin. La question était mal posée, et des malen-
tendus ne pouvaient être évités. En dehors de toute considération scientifique, c'est là, croyons-nous, la raison de l'attitude du Dr Ferran, qui sera probablement sévèrement jugée
par le public médical français ; quant à nous, est-ce à notre
situation beaucoup moins en vue et plus modeste, est-ce au
caractère absolument privé de notre voyage que nous devons
ce résultat ? nous avons été très courtoisement reçus par le
Dr Ferran. »

« Il est impossible cependant, disent nos deux honorables
confrères en terminant, de ne pas regretter une attitude et des
réticences qui ne sont guère dans nos mœurs françaises, surtout vis-à-vis de délégués dont la haute autorité aurait donné
une éclatante confirmation à ses travaux, et sur lesquels, au
contraire, nous le craignons, sera porté aujourd'hui un jugement un peu sévère et peut-être prématuré. »

X

Jugements de la presse sur les rapports des missions françaises du choléra en Espagne.

On ne s'attend pas sans doute à ce que je fasse connaître ici l'opinion de tous les journaux, même simplement des journaux médicaux de France, qui, depuis le retour de la mission Brouardel, se sont occupés du Dr Ferran et de sa vaccination contre le choléra. Ce serait une tâche impossible; mais je donnerai celle de quelques-uns d'entre eux, en choisissant parmi les nombreux articles que j'ai parcourus, de façon à éclairer le lecteur sur les sens divers et les plus opposés dont ont été jugés les incidents qui viennent de se produire.

Voici d'abord l'appréciation fort peu tendre, mais assez humouristique, d'un journal beaucoup lu dans le corps médical en sa qualité d'organe officiel des syndicats des médecins de France. Il est à regretter que cet article du *Concours médical* ne soit pas signé. Je le transcris tel quel :

« Le genre picaresque est certes un des plus jolis fleurons de la couronne littéraire de l'Espagne : il appartenait au Dr Ferran de le transporter dans la science. Le cas de M. Ferran est vraiment curieux, et le récit, s'il en était fait par une plume joyeuse, ne déparerait pas les aventures de Gil Blas.

« Samedi dernier, nous apprenions, non sans surprise, que la mission scientifique composée de M. le professeur Brouardel, du Dr Charrin et de M. Albarran était déjà de retour. Son enquête avait été courte, et le résultat, bien que négatif, n'en est pas moins utile à enregistrer. M. Brouardel a lu à la séance de l'Académie son rapport; mais le caractère officiel de ce document lui enlève une partie de la saveur qu'a le récit familier de cette mission dans la bouche des voyageurs.

« A Valence, dans une maison inachevée appartenant à l'un des coadjuteurs de M. Ferran (car il a trouvé difficilement à installer son commerce) plusieurs pièces sont pleines de candidats à la vaccination anticholérique. Dans une pièce, on attend; dans une autre, on se déshabille d'un bras; dans la suivante, on reçoit sous la peau l'injection salutaire, faite d'ailleurs sans grande précaution, avec une seringue dont l'aiguille est d'un diamètre beaucoup plus large que celle de la seringue de Pravaz, rarement purgée d'air, sans qu'on ait pris soin de laver les téguments à l'endroit de l'inoculation, au risque d'introduire ou de laisser pénétrer, par l'effraction faite, quelques-uns des microbes qui sont à la surface du corps.

« Enfin, dans une autre pièce, originairement destinée à servir de cuisine, et baptisée maintenant laboratoire, M. Ferran se tient, préparant gravement ses cultures atténuées. Le matériel de ce laboratoire de microbiologie a de quoi surprendre les spécialistes. Comme étuve, une sorte de caisse avec un bec de gaz dedans, et sans aucune espèce de régulateur de la chaleur! — Un seul microscope, pas d'objectif plus fort que le 5 de Nachet, pas d'éclairage Abbé, pas de réactifs colorants. — On ne voit, dans cette officine, ni collection de préparations permettant de constater les détails de l'évolution du fameux microbe, ni animaux servant aux inoculations, et, quand on demande au maître du lieu de faire la preuve des détails si étranges qu'il a décrits, cet homme grave répond, les yeux baissés, que la période scientifique de sa découverte est passée et qu'il ne s'occupe plus maintenant que de la pratique. — On lui demande de montrer son procédé d'atténuation, et il se refuse à le faire connaître, mais il est tout prêt à donner ou à vendre ses cultures secrètement préparées; ce ne sont pas les provisions qui lui manqueront, d'ailleurs, il en

peut fabriquer deux mètres cubes par jour! Comme conces-
sion, il offre aux enquêteurs de préparer eux-mêmes un bouillon
cholérique, et de le lui remettre. Il le rendra, peu après,
atténué. Ce procédé rappelle moins, il faut l'avouer, la technique de Pasteur que celle des frères Davenport et de Robert
Houdin.

« M. Ferran a des collaborateurs auxquels il est lié par acte
notarié pour l'exploitation de sa découverte; hormis qu'on
fasse preuve d'absolue indigence, on paye pour se faire vacciner un prix variant entre 12 fr. 50 c. et 5 francs, — suivant
ses ressources, nous aimons à le croire, plutôt que suivant le
degré de perfection du vaccin. Les collaborateurs de M. Ferran
sont un avocat (!), un ingénieur, un accoucheur, et un autre
médecin à qui la fortune n'avait pas souri jusqu'à ce jour.
C'est probablement l'avocat qui aura trouvé la phrase, désormais légendaire, dans laquelle Pasteur était comparé à Jésus-
Christ.

« Les procédés de M. Ferran ne pouvant être jugés dans son
laboratoire, on cherche à se rabattre sur ses statistiques, si
favorables, a-t-on dit. Mais on ne tarde pas à se convaincre
que toute statistique valable est impossible à établir dans un
pays où, de l'aveu des magistrats municipaux, on ne sait
jamais exactement le chiffre d'une population qui cherche à
se dérober aux impôts, — et où les autorités locales ne décla-
rent officiellement que trois décès cholériques sur dix qui se
produisent, afin d'éviter le désagrément des cordons sanitaires
et autres entraves gouvernementales. Il est cependant avéré
que des inoculés et des réinoculés sont morts du choléra dans
des proportions notables.

« Les accidents produits par l'inoculation du *nescio quid
ferranicum* paraissent se borner le plus souvent à un malaise
insignifiant, moins le cas où quelque phlegmon localisé est la
conséquence probablement d'une injection hypodermique particulièrement malpropre. Les accidents gastro-intestinaux,
pouvant de très loin rappeler un choléra, même atténué, semblent être exceptionnels.

« Quant aux enjolivures d'évolution du bacille de Koch, corpuscules reproducteurs, projection de filament, l'oogone, l'oosphère, le pollinide, tous ces détails extraordinaires, M. Ferran n'y insiste plus maintenant, et cette retraite est prudente sur des points qui avaient excité la stupéfaction des spécialistes, Cornil, Chantemesse, Doyen, Capitan...

« Que reste-t-il donc de tout cela? Il doit rester, dit-on, dans la poche de M. Ferran et de ses collaborateurs, à moins qu'elle ne se soit envolée en fumée, une somme évaluée à 200,000 francs, au moins.

« N'y a-t-il pas lieu de regretter que de nos deux journaux les plus lus, d'opinions politiques d'ailleurs différentes, — l'un ait envoyé, pour contrôler M. Ferran, un jeune médecin *aliéniste*, qui, malgré ses bonnes intentions, étant forcément incompétent en microbiologie, a (passez-moi l'expression!) *emballé* le public à sa suite, — et que l'autre donne asile à un entrefilets où il est dit que M. Ferran n'a pas raconté ses secrets à M. le professeur Brouardel, parce qu'il savait que M. Brouardel ne croit pas aux microbes (qu'en dites-vous?), mais qu'il fera sans doute ses confidences au Dr Paul Gibier, qui, lui, est un élève de Pasteur.

« J'ignore si M. Ferran a fait ses confidences au Dr Gibier, dont le journal en question publiait récemment la biographie avec détails, mais il est certain que celui-ci avait quitté Valence avant même que M. Brouardel n'y arrivât, et que, s'il est élève de Pasteur au même titre que M. Ferran, qui se vante aussi de l'être, il ne passe pas pour avoir ses entrées, ni grandes, ni petites, au laboratoire de la rue d'Ulm.

« O Ciel! quel Christ scientifique (pour parler le style de M. Ferran ou de l'avocat son coadjuteur) viendra chasser les Vendeurs du Temple de la Science! »

A côté de ce jugement sévère, mais peut-être insuffisamment éclairé et impartial, j'en citerai un second plus favorable au Dr J. Ferran et qui, s'il n'est pas aussi exact que le donnerait à penser la signature du Dr Veritas sous laquelle il a

9

paru, est au moins d'une franchise et d'une indépendance qui font plaisir. Je le tire du *Figaro*, en date du 12 juillet 1885, où il est précédé de ces considérations que, pour ma part, je ne puis qu'approuver :

« Ce n'est malheureusement pas, dit fort sensément le journal parisien, la première fois que des médecins se trompent. Si le Dr Ferran n'a réellement rien découvert; si ce n'est, comme certaines gens le prétendent, qu'un habile charlatan exploitant la crédulité publique, il est urgent de le démasquer. Mais si, au contraire, il est de bonne foi, s'il a réellement fait une découverte utile à l'humanité, on doit lui faciliter sa tâche. »

C'est ce que, après le *Figaro*, je vais essayer de faire en publiant l'appréciation d'un « savant docteur de ses amis » sur le rapport de M. Brouardel, qu'il « a minutieusement étudié » :

« Tout le monde croit définitivement jugées les expériences du Dr Ferran sur les vaccinations cholériques. Chacun accable le médecin espagnol. C'est à qui lui lancera son plus fin sarcasme, son plus grand mépris; les accusations que le Dr Brouardel n'a fait qu'indiquer, qu'insinuer, d'autres, plus royalistes que le roi, les affirment, l'opinion des masses est faite, le Dr Ferran n'est qu'un charlatan.

« Or, ceci est loin d'être prouvé par le rapport de la Commission française. C'est ce que nous croyons devoir démontrer, dans le journal le plus répandu, en face de la réprobation générale soulevée par le Dr Brouardel contre le docteur Ferran.

« Le plus grand reproche qu'on ait fait à celui-ci, c'est d'être un homme « pratique ». C'est un point que nous laisserons de côté; il ne nous appartient pas de rechercher si, seul dans le corps social, le médecin n'a pas le droit, sans cesser d'être honnête, de vouloir retirer un profit personnel d'une découverte qu'il croit utile à tous. C'est là une question de morale que M. le président du Comité d'hygiène a traitée magistralement au milieu des applaudissements de l'Académie.

« Mais le gouvernement français a-t-il envoyé une Commis-

sion en Espagne pour en rapporter une leçon de morale ?
Certes, non! La Commission a été nommée *à l'effet d'aller
étudier les essais de vaccination cholérique entrepris par
le Dr Ferran*. Tels sont les termes de l'arrêté du ministre;
nous ne suivrons donc M. Brouardel que dans cette partie de
son rapport.

« Avant tout, qu'on nous permette de distinguer deux hommes dans M. Ferran : l'homme « pratique » (c'est ainsi que
l'appelle M. Brouardel) et l'homme scientifique. Il est important d'établir cette distinction, parce qu'on tend à faire tuer
l'homme scientifique par l'homme « pratique ».

« Peut-on affirmer que les travaux d'un savant soient sans
valeur par cela seul qu'il demande une rétribution pour ses
efforts ? Combien de chimistes, d'ingénieurs se sont enrichis
par leurs découvertes ? En a-t-on déduit que celles-ci étaient
mauvaises ? La raison que le Dr Ferran est un homme « pratique » n'est donc pas suffisante pour condamner ses travaux, et
nous ne devons en tenir aucun compte.

« Il ne faudrait pas, non plus, nous laisser influencer par la
grande situation de M. Brouardel. Ce savant professeur nous
inspire la plus profonde estime; mais nous aimons la vérité
avant tout, et nous pensons qu'il ne faut pas supprimer les
dieux des églises pour en placer d'autres dans les Académies.
Du reste, nous n'avons qu'à puiser dans un passé récent pour
retrouver des négations autrement énergiques de découvertes
aujourd'hui complètement démontrées. Qu'il nous suffise de
rappeler les objections qu'on faisait à Pasteur lors de la discussion sur la génération spontanée : « Comment voulez-vous,
lui disait-on, qu'il y ait assez de germes d'êtres microscopiques pour que la plus petite bulle d'air contienne les germes
qui peuvent se développer dans toutes les infusions organiques ?
S'il en était ainsi , *il y aurait dans l'air encombrement de
germes organiques!* » Et M. Pouchet disait et *écrivait* que
cela formerait un brouillard *dense comme du fer*

« Or, M. Pouchet n'était pas le premier venu il était membre correspondant de l'Académie et directeur d'un Muséum

d'histoire naturelle de province. Que sont devenues toutes ces oppositions, toutes ces théories? Elles ont ridiculisé quelque peu ceux qui les soutenaient, et aujourd'hui il y a à Montsouris un laboratoire où un savant distingué, M. Miquel, est chargé spécialement d'étudier les germes contenus dans l'air.

« Soit dit en passant, il serait très utile d'avoir un livre où l'on inscrirait les noms et les phrases des Pouchet des Académies. Ce serait le Livre d'Or de ces Sociétés savantes officielles; s'il ne rendait pas plus prudents les adversaires des novateurs, il empêcherait certainement la masse des médecins de suivre aveuglément certains maîtres dans leurs erreurs.

« Loin de nous l'idée que M. Brouardel puisse être un de ces maîtres, loin de nous de comparer le D⁡ Ferran à Pasteur. Nous persistons simplement à croire que la question des vaccinations cholériques n'est résolue en aucun sens, pas plus en faveur du D⁡ Ferran qu'en faveur de ses adversaires. C'est ce que nous entendons prouver en examinant la critique purement scientifique que M. Brouardel nous donne des travaux du médecin de Tortosa.

« Comment M. Brouardel a-t-il étudié les expériences du D⁡ Ferran? De deux façons : en représentant officiel du gouvernement français et en simple médecin. Comme représentant officiel, devant l'attitude *réservée* du D⁡ Ferran, il a considéré sa mission comme terminée; ce dont tout le monde le louera. Mais il ne s'en est pas tenu là, et ce que le simple médecin a pu observer dans le laboratoire de M. Ferran, le président de la Commission l'a décrit dans son rapport. Or, M. Brouardel arrivé à Valence le 30 juin, en est reparti le 3 ou 4 juillet; il a donc contrôlé les expériences du D⁡ Ferran en trois ou quatre jours! Cela nous paraît insuffisant; voilà un premier point qui a son importance.

« Les critiques de M. Brouardel portent sur deux points : 1º sur les procédés microbiologiques employés par le D⁡ Ferran; 2º sur les inoculations anticholériques et leurs effets.

« Sur le premier de ces points, M. Brouardel reproche au D⁡ Ferran d'avoir un laboratoire mal outillé, de se servir d'ocu-

laires et d'objectifs insuffisants, de ne pas colorer ses préparations.

« Il ne tenait qu'au gouvernement espagnol de donner à
M. Ferran un laboratoire luxueux. Evidemment, les grossissements de 7 à 800 diamètres employés par le médecin espagnol sont insuffisants; mais puisque M. Brouardel avait daigné dépouiller son rôle officiel, ne pouvait-il, à titre de simple
confrère, accepter la proposition formulée par le Dr Ferran? Il
aurait lui-même recueilli les microbes dans les déjections des
cholériques; il aurait lui-même stérilisé ses bouillons et fait
ses cultures; il aurait employé les grossissements et les procédés de coloration dont tous les bactériologues se servent
aujourd'hui, et il aurait pu nous renseigner alors d'une façon
scientifique sur ce que valent les cultures du Dr Ferran.

« M. Brouardel reproche encore au médecin espagnol d'avoir
changé plusieurs fois d'opinion sur l'évolution du koma-bacille. Qu'est-ce que cela prouve? Avant le procès Pel, est-ce
que M. Brouardel lui-même aurait supposé qu'un mauvais
petit poêle pouvait suffire à la crémation d'un corps?

« Si les événements prouvaient que le liquide injecté par le
Dr Ferran a réellement un effet prophylactique, M. Brouardel
ne serait-il pas encore forcé de répéter sa phrase : « Je ne l'aurais pas cru ! »

« Et puis, pour ne pas sortir de la question, est-il nécessaire
de connaître complètement l'évolution d'un microbe pour l'atténuer ? Nous puisons dans le rapport même de M. Brouardel
ce que pense Pasteur à ce sujet : « Dans une question encore
aussi obscure que celle de l'inoculation des virus atténués, dit
Pasteur, un jugement *a priori* serait téméraire ; alors même
que l'enquête démontrerait que *la maladie produite par les
inoculations du Dr Ferran ne serait pas un choléra atténué*, on ne pourrait encore affirmer que ces inoculations,
quelle que soit la nature du liquide injecté, soient incapables de produire une immunité vis-à-vis du choléra. »

« Voilà qui détruit complètement les insinuations de
M. Brouardel. (Nous sommes forcé de dire *insinuations*,

parce que nous ne trouvons aucune affirmation dans son rapport.)

« Voilà pour la critique de laboratoire ; passons maintenant
aux inoculations. Relevons, en passant, une légère erreur
commise par M. Brouardel. Il prétend que les inoculations
n'amènent jamais ni diarrhée ni vomissements ; nous pouvons
lui affirmer le contraire et, au besoin, lui citer des noms de
médecins inoculés qui ont éprouvé ces symptômes. Mais cela
est de peu d'importance, et tout l'intérêt de la question porte
sur le point fixé par Pasteur : les inoculations sont-elles préventives du choléra ? Des statistiques ont été données, très favorables au Dr Ferran et portant sur environ 10,000 vaccinations, pour ne parler que d'Alcira. M. Brouardel les tient pour
suspectes. Or, ces statistiques ont été signées par onze médecins d'Alcira qui inscrivent sur un carnet spécial les noms
des personnes qu'ils ont inoculées : la ville n'est pas trop
grande pour qu'ils ne soient pas facilement informés du décès
des vaccinés.

« Il faudrait donc que ces onze médecins fussent d'accord
pour tromper tout le monde. Ce serait là une accusation grave,
que ne fait pas, du reste, M. Brouardel. Il tient les statistiques
pour suspectes, parce que les inoculations ont été pratiquées
sur des personnes aisées. Nous pouvons dire à M. Brouardel
que la grande partie des vaccinations d'Alcira ont été faites à
une époque où elles étaient gratuites, et sur toutes les classes
de la société. Nous ne relèverons pas le peu d'importance
scientifique des racontars des officiers espagnols dont parle
M. Brouardel, et qui n'auraient pas percé l'incognito de la
Commission française pendant le voyage de Valence à Alcira,
nous regrettons simplement de voir de pareils témoignages
dans un rapport officiel.

« Les renseignements donnés à M. Brouardel par le gouverneur de Valence nous paraissent suspects, l'administra-
tion étant hostile au docteur Ferran et ayant donné mille preuves de son hostilité. Est-il besoin aussi de relever ces questions
de détail dont parle M. Brouardel telles que le manque de pré-

caution pendant l'inoculation du vaccin? «Tasse non flambée, fermeture du matras laissant à désirer, air non expulsé de la seringue», ce sont des minuties qui tombent devant ce fait que l'inoculation est *inoffensive*, ainsi que le reconnaît M. Brouardel lui-même.

« En terminant, M. Brouardel fait remarquer que Jenner a eu la prudence d'hésiter neuf ans avant d'oser inoculer James Phipps, le 14 mai 1796. — Eh! monsieur! tant pis pour ceux qui sont morts de la petite vérole depuis le 14 mai 1787 !

« Dans le même ordre de reproches adressés au Dr Ferran, le président de la Commission parle des longues hésitations de Pasteur qui, pourtant, pouvait opérer sur des animaux et multiplier ses expériences. Mais Pasteur a *créé* les virus vaccins, il n'y avait rien dans la science pour diriger ses travaux, et l'on comprend les difficultés de toute sorte qu'il a dû trouver.

« M. Ferran, au contraire, a pu se guider sur les acquisitions scientifiques de M. Pasteur. Une fois que le médecin espagnol s'est cru en possession d'un virus cholérique assez atténué, il n'a pas hésité à se l'inoculer, et nous lui serons tous reconnaissants, M. Brouardel le premier, de n'avoir pas perdu de temps dans son laboratoire, si l'avenir prouve qu'il a préservé les gens du choléra.

« En résumé, il n'y a qu'une question qui importe dans le problème des vaccinations cholériques. Sont-elles ou non préventives du choléra? Les statistiques d'Alcira sont en faveur du Dr Ferran; mais elles ne sont pas assez nombreuses pour qu'on puisse tirer une conclusion définitive.

« La Commission française ne nous a rien appris, si ce n'est le prix des inoculations, prix qui est encore déclaré inexact par une dépêche du Dr Ferran. Elle peut, par son rapport, donner au gouvernement espagnol un appui qui lui manquait pour prohiber les inoculations, ce qui peut retarder la solution d'une question qui intéresse l'humanité entière.

« Rien n'autorise à dire que les travaux du Dr Ferran soient œuvre de charlatan, et le problème des vaccinations est encore à résoudre, comme avant le voyage de la Commission française. »

Un des reproches auxquels le Dr Ferran a été le plus sensible est celui qui lui a été fait par plusieurs organes de la presse, tant médicale que politique, celui de n'être qu'un vulgaire charlatan guidé par l'idée seule d'un mercantilisme éhonté. Ce reproche, je m'empresse de le dire, le Dr Ferran ne le mérite pas, et, après tout ce qui y a été répondu, il n'y a plus à le réfuter.

Que le jeune microbiologiste de Tortosa ait pu se tromper, c'est fort possible ; toutefois, il reste encore à prouver qu'il s'est trompé dans toutes ses assertions. Mais qu'on mette sa bonne foi en suspicion, et qu'on l'accuse d'être un simple trafiquant fort audacieux, c'est ce que, avec le plus grand nombre de journalistes espagnols, je me refuse à admettre. Pour moi, le Dr Ferran est un homme honorable, un médecin consciencieux, un microbiologiste passionné, convaincu de la valeur et de l'exactitude de ses travaux qu'il considère comme rationnels et tout à fait scientifiques.

Ses agissements commerciaux ont été comparés par plusieurs à ceux qu'on attribue à Pasteur. Pour ce qui est des amères critiques adressées à ce sujet à l'homme éminent que personne en France, à quelque coterie qu'il appartienne, ne peut se refuser à regarder comme une gloire nationale, critiques dont la *Deustche medicinishe Woschenscrift* (16 juill.) s'est faite le malicieux écho, elles ont été combattues courageusement et démenties avec indignation par le Dr de Maurans dans la *Semaine médicale*.

Comme le dit le Dr E. Roig y Bofill dans la très estimable *Revista de ciencias medicas* de Barcelone, on n'a pas le droit de reprocher à Ferran sa réserve à l'égard des missions françaises et belge, tant que la question de sa vaccination cholérique est encore à l'étude, même dans son laboratoire. De même que Pasteur ne publie pas ses expériences jusqu'à ce qu'il ait résolu le problème objet de ses investigations, de même

Ferran a le droit de se taire jusqu'à ce qu'il ait obtenu la solution qu'il recherche. Du moment où Ferran ne se refuse pas à remettre ses cultures à qui les demande et à vacciner qui désire l'être, sa conduite paraît irréprochable.

Je pourrais citer bien d'autres critiques adressées au rapport de M. Brouardel par des journaux sérieux et qui ne datent pas d'hier, tels que la *Revue médicale française et étrangère* (nᵒˢ des 20 et 25 juillet 1885), la *Médecine contemporaine* (nᵒ 14), etc. Mais ces critiques, visant le côté industriel et commercial des pratiques reprochées au Dʳ Ferran ou à d'autres savants justement considérés, et la science n'ayant rien à gagner à ces amertumes, je m'en tiens à ce que j'ai rapporté, pour ne m'occuper que du côté vraiment sérieux et digne de la question.

Et je transcris simplement ici les réponses qu'a faites le Dʳ Ferran à ce rapport, à la lettre que lui avait adressée M. Pasteur, et à un questionnaire que lui avaient laissé MM. Gibier et Van Ermengem.

« Madrid, le 12 juillet 1885.

« *Monsieur le Rédacteur en chef du* FIGARO.

« MONSIEUR LE RÉDACTEUR,

« Ci-joint je vous remets copie de la lettre que j'ai écrite en réponse à une lettre de M. Pasteur au sujet de la mission Brouardel.

« Comme le *Figaro* me traite avec tant de distinction, il est le seul journal auquel j'adresse ma lettre dans son intégrité avec prière de la publier.

« Quant à M. Brouardel, je n'ai rien à lui dire directement. Comme président d'une Commission qui venait pour étudier mes essais, il aurait dû partir de Paris avec la connaissance complète de la note que j'ai adressée à l'Académie. Est-ce ma faute s'il l'ignorait et si, par son aveuglement et son intransigeance, il a compromis l'issue de sa mission ?

« Peu m'importe le dédain avec lequel M. Brouardel me traite. L'histoire de toutes les découvertes nous enseigne que l'opinion des hommes qui passent ou qui ont passé pour des hommes éminents n'a jamais été un obstacle au triomphe de la vérité.

« Je vous remercie de votre courtoisie et vous prie d'agréer, etc.

« Jaime FERRAN. »

A Monsieur L. Pasteur.

« MONSIEUR ET VÉNÉRÉ MAITRE,

« Je ne vous ai pas écrit plus tôt parce que j'attendais l'arrivée à Paris du rapport du Dr Brouardel.

« La bienveillance dont vous m'honorez me fait un devoir de vous donner des explications claires sur mes rapports avec l'éminent hygiéniste, porteur de la lettre que vous m'avez adressée dernièrement.

« Je commence par vous affirmer que je ne me suis pas refusé à faire tout ce que vous m'aviez demandé de faire dans votre lettre.

« L'examen des cultures du *bacille-virgule,* le moyen de faire les statistiques, l'occasion de s'assurer de l'efficacité de mes inoculations, je me suis prêté à tout cela avec d'autant plus de plaisir que je croyais — comme je le crois encore et comme je l'ai dit au Ministre du commerce — que c'était là le point le plus important que la Commission française devait juger. M. Brouardel n'a pas été de cet avis, et lui et ses collègues se sont refusés à aller plus loin dans l'étude de mes travaux si, avant tout, je ne leur expliquais pas le procédé dont je me servais pour obtenir la culture prophylactique. Vous comprendrez que cela n'est pas conforme aux usages que l'on observe d'habitude et que l'on doit, en effet, observer dans la recherche d'un fait scientifique quelconque dont il s'agit de vérifier l'exactitude. Dans tous les cas analogues, c'est l'auteur ou inventeur, celui qui fait les expériences qui a le droit d'indiquer le programme à suivre pour les travaux de vérification. M. Brouardel, au contraire, voulait m'imposer le sien.

« En outre, j'avais présenté, il y a trois mois, le Mémoire sur mon procédé d'inoculation et d'obtention du liquide prophylactique à l'Académie des sciences de Paris, en me portant candidat au prix Bréhant (n° 15, *Comptes rendus*) : cette corporation ne m'a pas encore répondu, elle n'a pas accepté l'offre que je lui ai faite de me mettre en personne à ses ordres pour constater l'exactitude de mes études, paraissant ainsi me refuser la qualité de concurrent, tant que l'Académie ne répondrait pas à mon Mémoire, attendu que l'affaire était *sub judice*. A part cela, j'avais l'intention de signaler à M. Brouardel le moyen de trouver ce que tout le monde s'est mis dans la tête d'appeler mon secret, s'il avait voulu condescendre à suivre le programme de travaux que je lui ai proposé.

« Or, mon honorable confrère, et avec lui MM. Charvin et Albarran, ont refusé absolument d'entreprendre les travaux de vérification, et c'est alors que, blessé dans ma dignité d'homme de science, je les ai laissés partir tout en regrettant que leur aveuglement incompréhensible ne m'eût pas fourni l'occasion de leur être agréable, malgré tout mon désir, et bien résolu à me taire jusqu'à ce que M. Brouardel parlât devant les corporations scientifiques de Paris.

« Si les membres de la Commission française avaient suivi une autre route et que, renonçant tant soit peu à leur intransigeance, ils eussent daigné accéder à mes désirs dans la recherche de la vérité, ils auraient réussi, après l'examen préalable de mes cultures, à constater les effets de leur action, ils auraient fait eux-mêmes les inoculations et suivi rigoureusement les statistiques.

« Après cela, et une fois que l'efficacité des inoculations préventives aurait été pour eux un fait acquis, je me serais empressé de leur dire en quoi consiste mon procédé pour obtenir le vaccin, qui n'est autre que celui consigné dans mon

Mémoire présenté à l'Académie des sciences de Paris, trois mois auparavant.

« Je vous ai expliqué les causes principales qui m'ont empêché d'agir ainsi ; j'ajouterai que, malgré cela, j'aurais fini par me prêter à tout, si quelques appréciations, que certains membres de la Commission française ont laissé échapper en causant familièrement avec quelques-uns de leurs compatriotes, et qui sont rapidement devenues publiques à Valence, n'avaient pas blessé profondément ma susceptibilité.

« En parlant de secret à M. le Ministre du commerce dans une lettre que M. Brouardel lui-même a portée, je faisais allusion au procédé *purement industriel* pour obtenir le vaccin cholérique par grande quantité dans le plus bref délai possible ; je ne pouvais en aucune façon parler du secret scientifique qui n'existait pas du moment que j'avais dit à l'Académie des sciences de quelle façon tout microbiologue pouvait obtenir la culture convenable pour la prophylactique du choléra.

« Toutes les réserves faites dans ma lettre au Ministre et présentées à M. Brouardel et à ses illustres collègues se rapportaient toujours aux détails nécessaires pour faire usage des procédés de fabrication sur une grande échelle, que j'avais parfaitement le droit, vous en conviendrez, de garder pour moi.

« Dans mon Mémoire adressé à l'Académie des sciences, et dont il est si souvent question, sont contenus tous les détails nécessaires pour comprendre quel est le procédé technique suivi par moi pour l'obtention du vaccin cholérique. J'y parle du mode par lequel j'obtiens le maximum de virulence, de la nature du terrain de culture dans lequel cette virulence est atténuée ; je dis également de quel liquide je me sers pour faire les inoculations sur les cobayes et sur l'homme ; enfin, je m'occupe de tout ce qui peut servir pour que quiconque, tant soit peu versé en microbiologie, puisse réussir à obtenir le liquide prophylactique. Comment pouvais-je supposer qu'en France on ne tiendrait aucun compte de ce que je dis ?

« Je tiens donc à constater que, sur le terrain purement

scientifique, je n'ai jamais fait un secret de ma découverte, et
que, si l'attitude des commissaires français envers moi avait
été plus *malléable*, je leur aurais dit sans réticences comment ils pourraient trouver mon procédé.

« Je suis le premier à regretter ce qui s'est passé, car je fais
grand cas de l'autorité du Dr Brouardel, l'éminent hygiéniste
que tous respectent, ainsi que des aptitudes exceptionnelles
des Drs Charvin et Albarran, et particulièrement de votre
nom qui se trouve mêlé à cette affaire, nom qui pour moi est
sacré, et auquel j'ai toujours eu recours comme bouclier pour
couvrir mes modestes travaux.

« Voici une autre preuve que dans cette affaire je ne me suis
pas réservé d'une façon obstinée; bien que les Drs Van Ermengem et P. Gibier eussent pris congé de moi à peu près de la
même façon que le Dr Brouardel et pour des raisons analogues,
ils ont jugé à propos de me laisser un questionnaire en douze
points, auxquels je me suis engagé à répondre : j'ai déjà répondu à ces questions sans réserves, comme vous pourrez
le voir d'après la copie ci-jointe. Pourquoi le Dr Brouardel n'a-
t-il pas imité la conduite de MM. Van Ermengem et P. Gibier?

« Je conclus, Monsieur Pasteur, en vous adjurant de ne voir
en moi qu'un médecin qui, inspiré par vos travaux, croit
avoir découvert le moyen d'éviter les ravages d'une maladie
terrible et qui ne désire qu'une chose, c'est que l'examen de
ses essais soit fait par les hommes de science de tous les pays :
la science est cosmopolite et appartient à tous. Et de même
que, il y a trois mois, je me suis mis à la disposition de l'Académie des sciences de Paris pour démontrer la vérité de mes
travaux, je réitère maintenant mon offre.

« Le point important ne consiste pas à dire que mon laboratoire est mesquin, que mon microscope et mes étuves sont
pauvres et mes moyens d'expérimentation exigus.

« Ce qu'il importe davantage, c'est de vérifier si, avec la
pauvreté de mes ressources et livré à mes propres forces, j'ai
réussi ou non à faire une conquête utile à l'humanité. Si hum-
ble et si petit que puisse avoir été le laboratoire du Dr Brouar-

del, cela n'ôte rien au mérite de ce qu'il a fait de grandiose pour le progrès de la science et pour l'honneur de la France.

« Agréez, Monsieur, l'assurance de mon respect, de mon affection et de ma considération.

« Votre très dévoué,

« *Signé* : Jaime FERRAN.

« *P.-S.* — Je dois vous aviser que, dernièrement, j'ai remis à l'Académie deux nouvelles notes sur le résultat de mes inoculations.

« Je vous enverrai le vaccin que vous me demandez, en quantité suffisante pour faire toutes sortes d'expériences.

« J. F. »

Voici la lettre et le questionnaire avec les réponses adressées à MM. les Drs Van Ermengem et P. Gibier, par M. le Dr Ferran :

« 5 juillet 1885.

« CHERS COLLÈGUES,

« J'ai le plaisir de vous envoyer les réponses à votre questionnaire.

« Les indications que je vous donne sont plus que suffisantes pour vous convaincre qu'à l'Académie des sciences, à Paris, vous possédiez depuis longtemps des données scientifiques surabondamment claires pour pouvoir transporter sur le champ de l'application pratique tout ce qu'il faut pour la vaccination contre le choléra. Veuillez vous donner la peine de repasser mes notes déposées auprès de cette illustre corporation, et vous serez convaincus que tout y est divulgué clairement et explicitement.

« Adieu; une poignée de main de votre dévoué

« Jaime FERRAN. »

« *Questionnaire soumis à M. Ferran par MM. les docteurs Van Ermengem et Gibier.*

« 1. — En quoi consiste votre virus ?

« R. — La réponse à cette première question se trouve, dès le principe, dans une des notes que j'ai présentées, il y a trois mois, à l'Académie des sciences de Paris, à la date du 31 mars, et qui a été lue dans la séance du 13 avril. Dans cette note, j'exposais le procédé que j'emploie pour obtenir la culture virulente du *bacillus virgula*, afin de l'utiliser comme vaccin : comme conclusion, je me mettais à la disposition de l'illustre Académie pour répéter mes expériences. Jusqu'aujourd'hui je n'ai pas encore reçu de réponse ni d'accusé de réception.

« Il y a donc déjà longtemps qu'on avait connaissance en France de mon procédé. Comment se fait-il qu'on n'ait pas voulu voir ?

« Quant à la façon technique pour semer, sur plaque et dans les liquides, elle a été publiée également.

« 2. — En quoi consiste l'atténuation de vos cultures ?

« R. — La culture du *bacillus virgula*, dont je me sers comme liquide prophylactique, produit des effets atténués selon le tissu cellulaire où on l'introduit au moyen d'injections sous-cutanées. C'est-à-dire que mon vaccin cholérique a des analogies avec le vaccin du charbon bactérien ou symptomatique et avec celui de la morve, dont la vertu pathogénique ou préservative dépend, avant tout, de l'endroit de l'organisme où il est introduit.

« En outre, le microbe cholérigénique s'atténue dans le centre de culture, selon la richesse nutritive de celle-ci et selon la réaction chimique déterminée par la vie du microbe lui-même.

« 3. — Comment reconnaissez-vous que vos cultures soient atténuées ?

« R. — La réponse à cette question résulte de celle que j'ai faite à la question antérieure.

« 4. — Combien de temps dure l'atténuation?

« R. — Il me manque encore des données pour résoudre cette question.

« 5. — Pouvez-vous produire différents degrés d'atténuation?

« R. — Oui, ces degrés dépendent de la quantité de liquide de culture, de sa densité ou richesse en microbes et du temps.

« 6. — Comment reproduisez-vous le choléra expérimental chez les animaux?

« R. — Je produis le choléra expérimental chez les cobayes de la façon que j'ai consignée dans la note que j'ai présentée à l'Académie des sciences, à Paris, et à laquelle je me réfère plus haut.

« 7. — Comment reconnaissez-vous que ce soit le choléra?

« R. — Comme je ne fais aux cobayes que des injections de culture pure du *bacillus virgula* ou microbe cholérigénique, tous les accidents qui se produisent, et même la mort provoquée chez eux par les injections de ladite même culture, doivent être considérés comme des manifestations du choléra. Du moins, c'est un devoir de les considérer comme tels pour tout microbiologue qui admet le *bacillus virgula* comme cause du choléra morbus asiatique.

« En outre, les symptômes observés chez les cobayes et dont j'ai publié la description s'accordent avec la physiologie pathologique de ladite maladie chez l'homme. Les différences qui existent s'expliquent par la diversité des organismes. Deux animaux différents entre eux répondent aussi d'une manière différente à l'action de la même cause spécifique. Le *virus* de la morve ne produit chez le chien qu'un léger ulcère qui se guérit promptement; le vaccin du charbon ne tue pas les poules, à moins qu'elles ne se refroidissent.

« Désormais — surtout pour les maladies spécifiques — la notion étiologique sera plutôt la caractéristique morbide que le syndrôme comparé chez les différentes espèces d'animaux.

« 8. — Avez-vous réussi à produire une immunité de longue durée chez les animaux ?

« R. — Oui, on peut les calculer à un minimum de quatre mois.

« 9. — Quels sont les symptômes locaux et généraux que vous observez chez les sujets inoculés ?

« R. — Ils sont décrits dans la note présentée à l'Académie des sciences, à Paris.

« 10. — Avez-vous examiné le sang, la sueur, le lait, les urines, les déjections des sujets inoculés ?

« R. — Oui ; ni la sueur, ni l'urine, ni le lait, ni les déjections ne contiennent des virgules. Dans le sang des personnes inoculées on trouve des granulations, mais extrêmement petites, sur la signification et la culture desquelles je n'ai pas des expériences suffisamment concluantes.

« 11. — N'avez-vous jamais eu d'accident en conséquence des inoculations ?

« R. — Jamais, lorsque j'ai fait moi-même les injections. Jusqu'à ce jour, il a été inoculé plus de 25,000 personnes, ce qui donne un nombre de plus de 50,000 injections sous-cutanées. Il n'est survenu que quelques phlegmons (nullement graves) lorsque l'opération avait été faite par des aides négligents. Le nombre de phlegmons n'est pas arrivé à douze, et ils ont été produits, sans aucun doute, parce que le manque de soin dans la *stérilisation* de la seringue a permis à la culture du *bacillus virgula* d'être altérée par le germe pyogénique.

« 12. — Les accidents signalés par vous peuvent-ils être interprétés d'une façon défavorable à la méthode ?

« R. — Non. On n'a qu'à établir la comparaison entre les 50,000 injections sous-cutanées faites avec la culture du *bacillus virgula* et le même nombre d'autres injections faites avec un médicament quelconque, et même avec de l'eau claire, et on verra que j'ai raison de répondre négativement.

« Jamais mes inoculations n'ont produit d'accidents généraux ; tous les phénomènes généraux observés sont ceux que
j'attribue à l'action physiologique du liquide de vaccin, et sont
ceux auxquels je me réfère dans ma réponse à la 9ᵉ question.

« J. F... »

A la suite de la publication de ces documents qu'on vient de
lire, un rédacteur du *Matin* est allé demander au Dʳ Brouardel
quelle réponse il comptait y faire. Le professeur s'est montré
décidé à s'en tenir à son rapport à l'Académie de médecine.

« M. Ferran, dans sa lettre, a-t-il dit, semble avoir oublié
comment les choses se sont passées... Du reste, nous avons
pris une excellente précaution, c'est de lui faire répéter toutes
ses réponses, officiellement, devant le consul de France.

« Nous lui avons communiqué notre lettre au Ministre du
commerce, et il l'a gardée trente-six heures avant d'y faire la
réponse que l'on connaît. Il a donc eu tout le temps nécessaire
pour bien peser tous les termes de sa lettre, d'autant plus qu'il
l'a écrite avec la collaboration de « son avocat ».

« Ce n'est pas nous, c'est lui-même, M. Ferran, qui a écrit
qu'il ne pouvait donner son secret, car il n'avait pas de garanties pour s'assurer la légitime possession de sa découverte.
« Toute la gloire du monde, a-t-il même écrit, ne suffirait pas,
« dans le cas si possible de ma mort, à sortir mes enfants de la
« pauvreté ».

« Il a donc clairement et nettement affirmé qu'il considérait
sa découverte comme une bonne affaire dont il ne voulait pas
perdre le bénéfice. Nous avons dit que ce n'étaient pas des procédés scientifiques, et mon avis n'a pas changé.

« D'ailleurs, M. Ferran non-seulement n'a pas voulu nous
donner son secret d'atténuation, mais encore il n'a pas voulu
nous laisser emporter une goutte de son vaccin pour que nous
puissions l'examiner. Et, cependant, il nous a déclaré qu'il
pouvait en fabriquer deux mètres cubes par jour !

« Or, scientifiquement, il est impossible de connaître la va-

leur d'un vaccin si on ne connait pas sa nature et la façon dont
on l'a atténué.

« La lettre de M. Ferran, publiée par le *Figaro*, ne pourra
rien changer à mes appréciations. M. Ferran a des procédés
d'industriel, et non de savant. Enfin, je le répète, comme je
n'ai rien à dire de nouveau, je ne répondrai pas à cette lettre.

« Du reste, l'Académie des sciences va examiner le procédé
de M. Ferran. Les six médecins de l'Académie des sciences,
auxquels a été adjoint M. Pasteur, vont étudier la méthode du
médecin espagnol.

« M. Ferran, cette fois, promet de donner de son vaccin en
quantité suffisante pour faire toutes sortes d'expériences. C'est
donc à l'Académie à se prononcer. »

XI

*Les travaux de Ferran, et quelques autres, devant
l'Académie des sciences de France.*

On a pu voir, par la lettre que le Dr J. Ferran m'écrivait de
Valence, à la date du 15 avril 1885, qu'il avait envoyé quelques jours auparavant, à l'Académie des sciences de Paris,
une note sur l'histoire naturelle du bacille-virgule, et une
seconde sur l'action pathogénique et préventive de sa culture,
cette dernière note étant destinée à concourir pour le prix
Bréant.

Pour réunir dans mon travail tous les documents qui peuvent intéresser et instruire, je donne ici le texte de ces notes
dont communication a été donnée le 13 avril 1885 à l'Académie des sciences, au nom du Dr Ferran, par M. Bouley, qui en
a conservé l'original :

« Tortosa (Catalogne), 31 mars 1885.

« Soit une culture de bacilles-virgules, dont la semence provient des colonies qui ont évolutionné sur des plaques (celles-ci
ayant pour origine des germes qui procèdent directement des
selles d'un cholérique); injectons-la dans le tissu cellulaire sous-
cutané d'un jeune cobaye. Deux ordres de phénomènes apparaissent : les uns, locaux, sont de nature phlegmasique; les autres,
généraux, accusent une profonde hyposthénie.

« On obtient le maximum de virulence en ensemençant, dans

du bouillon très nutritif et légèrement alcalin, une goutte du magma blanc, opaque, qui provient d'une ou plusieurs colonies, l'incubation à l'étuve (à + 37°) étant faite juste pendant le temps nécessaire pour rendre trouble le bouillon. Si la semence dont on s'est servi est très virulente, on en obtient une culture qui peut, à la dose de 2 à 4 c. c., tuer un petit cobaye. Si la semence n'est pas assez virulente, ce résultat ne s'obtient qu'avec des doses plus fortes. La phlegmasie locale se trouve caractérisée par une tumeur chaude et douloureuse, qui peut se détacher sous forme d'escarre lardacée. L'ulcère qui survient guérit spontanément sans jamais donner lieu ni à la formation de pus ni à des symptômes de putridité.

« Les symptômes généraux qui apparaissent sont : une rapide hypothermie, qui entraîne un abaissement dans la température physiologique, celle-ci étant de + 40° dans le rectum, le réservoir du thermomètre étant enfoncé à une profondeur de 0m04. Lorsque ces symptômes généraux deviennent plus rapides et foudroyants, il est aisé d'observer que la phlegmasie locale est sans importance.

« Si l'on prend une goutte de sang d'un animal injecté, mais encore vivant, et si on l'ensemence dans une petite quantité de bouillon, on obtient, au bout de vingt-quatre à quarante-huit heures d'incubation à + 37°, une culture pure de spirillums pouvant reproduire la même maladie en série indéfinie.

« L'examen microscopique de la sérosité qui s'écoule des coupes faites sur l'endroit même qui a reçu l'injection met en relief les particularités suivantes :

« 1° Microglobulie extraordinaire, au point de faire naître des doutes sur la nature de ce qu'on a sous les yeux, tant est grande la dissemblance avec les hématies normales. Plusieurs de ces hématies sont hérissées de pointes effilées et possèdent un mouvement réel, mais dû au choc des microbes contre ces pointes;

« 2° Des spirillums et des virgules, presque invisibles à cause de leurs mouvements rapides;

« 3° Des cellules sphériques remplies de granulations; quelques-unes renferment une granulation qui se distingue par sa grosseur et qui ressemble à une de ces hématies dégénérées;

« 4° Des éléments lenticulaires à surfaces et à contours unis; ils affectent des grandeurs diverses comprises entre 5 mm. et 20 mm. (5 et 20 millièmes de millimètre); leur aspect ne permet pas de les confondre avec les autres éléments déjà décrits. Cette humeur étant presque dépourvue d'hématies et la couleur rouge se détachant d'une manière frappante, on est autorisé à penser que la couleur tient à la dissolution de l'hémoglobine.

« Les cultures en série dans la gélatine conservent assez bien

leur virulence; par contre, *les cultures dans du bouillon s'atté-
nuent au bout d'un certain temps.*

« Si l'on prend un lot de cobayes et si on leur injecte une
quantité moitié moindre que la dose qui suffirait à les tuer,
ils acquièrent une immunité qui les rend capables de résister à
des doses qui, auparavant, les auraient infailliblement tués. Pour
que ce résultat soit mis hors de doute, on n'a qu'à prendre deux
lots de cobayes du même âge, un des lots ayant été préalablement doué d'immunité au moyen d'injections. Si l'on injecte aux
individus de ces deux lots des doses mortelles, ceux qui ont été
préalablement cholérisés résistent, tandis que les autres succombent ou deviennent gravement malades.

« *Effets du microbe chez l'homme.* — L'injection dans la région du triceps brachial de huit gouttes d'une culture virulente
très fraîche, donne lieu à une tumeur douloureuse et chaude, qui
empêche les mouvements du bras; la suite de cet état est une
fièvre localisée qui disparaît bientôt spontanément. Trois heures
après l'injection, l'évolution de cette phlegmasie commence, se
continue pendant vingt-quatre heures environ, et, après ce temps,
tout malaise disparaît presque complètement, sans que jamais
on remarque ni phlegmons ni escarres.

« Lorsque l'on injecte 0 c. c. 5 (un demi-centimètre cube) dans
chaque bras, les symptômes locaux s'accentuent et des symptômes généraux apparaissent. Eu égard aux caractères les plus
saillants du tableau observé chez chaque individu, on parvient à
dresser un tableau général dont la ressemblance avec celui du
vrai choléra n'est plus à contester : perfrigération marbrée, état
lipothymique, lassitude générale, crampes, vomissements, tête
lourde, sueurs froides et visqueuses, évacuations plus fréquentes
que d'habitude, mais sans arriver à la vraie diarrhée du choléra.

« Tous ces symptômes d'hyposthénie sont suivis d'une hyperthermie générale, qui arrive jusqu'à 2° et demi au-dessus de la
température normale.

« Plus fréquemment ce sont des frissons plus ou moins accentués : lassitude générale, lourdeur de tête, envie de vomir et
fièvre. Tous ces symptômes, en apparence si effrayants, cessent
au bout de vingt-quatre à trente-six heures, sans qu'on ait besoin
de recourir à la thérapeutique. Parfois ces phénomènes sont plus
accentués. Le sang que l'on puise alors dans n'importe quel endroit offre les mêmes caractères que le sang des cobayes soumis
à l'expérience dont il a été parlé ci-dessus.

« La microglobulie s'y manifeste aussi quoiqu'à un degré moindre. On y remarque même des cellules lymphatiques et des corps
discoïdaux de grandeurs diverses.

« Si, six ou huit jours après l'injection de un demi-centimètre cube sur chaque bras on réinjecte sur le même sujet cette même dose, au même degré de virulence, les symptômes généraux disparaissent; des symptômes locaux bien moins accentués sont à peine remarqués.

« De ces faits aussi tranchés et *si faciles à reproduire*, on est en droit de conclure :

« 1° A la possibilité de la cholérisation, chez l'homme comme chez le cobaye, par la voie hypodermique;

« 2° Que la prophylaxie de la cholérisation s'obtient au moyen d'injections à virulence ou à doses graduées.

« Je me tiens à la disposition de l'Académie pour reproduire sous ses yeux les expériences que je viens de décrire. »

(Suit une liste de trente-huit personnes qui ont été, suivant son expression, *cholérisées* par le Dr Ferran.)

Si l'Académie des sciences n'a pas accordé dès le début aux travaux du Dr Ferran une grande attention, elle a dû depuis, à la suite des événements que chacun connaît, s'en occuper sérieusement. Et elle ne peut tarder à donner son avis dans une question si grave par les incidents qu'elle a soulevés, si délicate par les côtés scientifiques auxquels elle doit toucher, et si importante, enfin, par les conséquences qui peuvent en résulter.

Le Dr Ferran lui a, en effet, adressé deux nouvelles notes, qui ont été lues dans la séance du 13 juillet, et dont voici la substance :

Le médecin de Tortosa proteste d'abord contre l'intention qu'on lui attribue de vouloir garder le secret de ses procédés. Il invoque sa précédente note dans laquelle il a consigné, dit-il, les explications les plus claires. « J'ai dit, ajoute M. Ferran, et j'affirme de nouveau que ma culture du bacille-virgule, douée du maximum de virulence, est inoffensive pour l'homme auquel on l'inocule dans le tissu cellulaire sous-cutané. On m'a objecté, on m'objecte encore que les symptômes déterminés par l'inoculation ne sont pas ceux du choléra; que, par conséquent, ne donnant pas le choléra (atténué bien entendu), je ne saurais prétendre conférer l'immunité contre l'épidémie. Je réponds : Les résultats obtenus par mes vaccinations permettent d'affirmer, de la manière la plus certaine, que là où elles ont été pratiquées sur un grand nombre de personnes, la courbe traduisant le progrès et le déclin du mal a été modifiée de la manière la plus heureuse. »

M. Ferran parle ensuite de la préparation de ses cultures ; c'est là, on s'en souvient, le point resté mystérieux que signale le rapport de M. Brouardel. Le médecin espagnol se défend énergiquement d'avoir voulu rien cacher. Il n'y a pas de secret, répète-t-il ; j'emploie pour l'inoculation une culture pure, non atténuée, faite dans du bouillon très nutritif. J'ajoute que l'aération des cultures favorise l'intensité de la virulence et produit un vaccin meilleur. La dose employée est de 1 centimètre cube pour chaque bras. Trois inoculations sont nécessaires pour conférer l'immunité ; je les pratique à cinq jours d'intervalle. Au total, c'est 6 centimètres cubes de vaccin qui sont introduits dans le tissu cellulaire sous-cutané.

Le microbe ne se reproduit pas dans le tissu cellulaire et son action prophylactique est due, selon moi, à une sorte d'accoutumance ou d'habitude de l'organisme à la substance active diffusible apportée par le microbe.

L'immunité produite par ce moyen ne me semble donc autre chose qu'un phénomène d'accoutumance contre la substance susdite, qui peut être produite et absorbée dans le cas d'une affection intestinale ordinaire.

Les périls de l'invasion et de la mort commencent à disparaître cinq jours après la vaccination, et les garanties d'immunité augmentent avec les vaccinations successives.

L'élimination de la substance active produite par le bacille, et faite par le lait des nourrices, a donné lieu chez les nourrissons à un choléra expérimental toujours sans gravité. Le lait, les selles, la sueur, les matières rejetées par les vomissements des inoculés ne produisent pas de bacilles-virgules en culture.

Tous les phénomènes déterminés par ce principe actif semblent être dus à une action exercée sur les centres nerveux.

Quand on ne veut pas obtenir des symptômes généraux très

intenses par la vaccination, on opère avec une culture moins chargée de germes, ce qui constitue le premier vaccin.

On ne peut pas encore préciser la durée de l'immunité, mais on peut déjà fixer un minimum de deux mois.

Dans une autre lettre, postérieure en date à celle que nous venons d'analyser, M. Ferran proteste avec une nouvelle énergie contre l'accusation contenue dans le rapport de M. Brouardel : « Je crois, dit-il, m'être clairement expliqué devant l'Académie; je n'ai eu aucune réserve au point de vue scientifique : mes deux notes en font foi. J'ai indiqué par quel moyen j'obtenais la culture virulente; j'ai dit, en outre, que l'homme pouvait sans inconvénient supporter l'effet de la culture élevée au maximum de virulence; j'ai indiqué quelle dose maximum on pouvait impunément introduire dans l'organisme humain. J'ai offert à l'Académie d'expérimenter sous ses yeux. Aucune réponse n'a été faite à cette offre. Je prie la Compagnie de vouloir bien prendre note de ces remarques. »

« — L'Académie, répond son président, M. Bouley, ne pouvait inviter M. Ferran à venir faire des inoculations en France, où il n'y a point de choléra. Je regrette que M. Ferran n'ait pas fait, sous les yeux des missionnaires envoyés vers lui par le Ministre du commerce, ce qu'il proposait de faire sous les yeux de l'Académie, et qu'il n'ait pas préparé devant eux ses cultures. »

M. Paul Bert demande que la nouvelle note de M. Ferran soit renvoyée, comme la précédente, à la Commission du prix Bréant. « Si on ne peut inviter M. Ferran à venir opérer en France, on peut espérer qu'il consentira à nous envoyer des tubes de vaccin, qui seront étudiés et essayés. On éclaircira le malentendu ou la contradiction qui existe entre les assertions du médecin espagnol et les membres de la mission française. Il faut, d'ailleurs, qu'on sache que les expériences de laboratoire faites avec du virus cholérique ne font courir aucun danger à la santé publique. »

En conséquence, la Commission du prix Bréant a été convoquée pour la semaine prochaine.

— 158 —

Dans cette même séance, M. Pasteur a présenté à l'Académie des sciences le rapport, aujourd'hui connu de tous, de M. Brouardel, et il a ajouté ces mots :

« Si le Dr Ferran a trouvé un moyen de préserver l'homme du choléra, il n'est nul besoin pour lui de la signature d'un ministre. L'humanité tout entière deviendra la garantie du prix moral et matériel de sa découverte. S'obstiner à ne pas le comprendre serait autoriser tous les soupçons, et c'est ce qui a eu lieu à la suite des réponses faites à nos missionnaires en Espagne.

« Le Dr Ferran ne veut pas rester dans cette situation. La nouvelle note du médecin espagnol, que M. le secrétaire perpétuel vient de lire à l'Académie, en est le témoignage. »

Et huit jours plus tard, le 20 juillet, M. Gosselin, parlant au nom de la Commission du prix Bréant, disait à cette Société savante :

« La Commission de l'Académie des sciences chargée d'examiner les titres des candidats au prix Bréant déclare, en ce qui touche les travaux de M. Ferran, qu'il lui est indispensable, avant tout examen, d'avoir à sa disposition les statistiques *officielles* et *complètes* relatives aux inoculations déjà pratiquées par ce médecin. Elle exprime, en conséquence, le vœu formel que ces statistiques lui soient envoyées le plus tôt possible. »

Il a ajouté qu'une dépêche d'un texte assez peu clair, du reste, a été adressée ce matin même au président de la Commission. Cette dépêche annonce que l'Académie de médecine et de chirurgie de Valence fait une enquête sur ce sujet, et prie l'Académie des sciences de Paris de vouloir bien ajourner son jugement jusqu'à plus ample informé. Tel est bien, d'ailleurs, l'avis de la Commission, qui ne saurait prononcer de jugement définitif sur la valeur des inoculations préventives de M. le Dr Ferran, tant qu'elle n'aura pas en main tous les documents qui lui sont nécessaires.

Il est à souhaiter que le Dr J. Ferran puisse les fournir.

Ici doivent trouver place deux autres documents présentés à

l'Académie des sciences le même jour que le rapport Brouardel et la réponse en justification du Dr Ferran. Tous les deux ont trait à l'atténuation des virus, mais je laisse à chacun le soin de les rapprocher des travaux du microbiologiste espagnol, et d'en déduire les conséquences qui en résultent.

C'est d'abord une note de MM. Nicati et Rietsch *sur l'atténuation du virus cholérique.* Par une série d'expériences d'inoculation avec les cultures de bacille-virgule, les auteurs ont montré que ce microbe s'atténue dans du bouillon ou de la gélatine nutritive et par une température de 20 à 25°. Quant aux injections sous-cutanées, il n'y a pas lieu de chercher pour elles un virus atténué, car elles sont très bien supportées par les cobayes eux-mêmes. Ces animaux supportent même les inoculations du virus en nature, c'est-à-dire du contenu intestinal ou des matières diarrhéiques des cholériques. Ces faits, du reste, étaient déjà connus en 1862 et 1867, bien longtemps, on le voit, avant la découverte des bacilles de Koch.

Cependant, à ce qu'assurent ces mêmes expérimentateurs, dans une deuxième note présentée huit jours plus tard, il n'en est pas de même des injections faites dans le tube digestif.

Tandis que les cultures fraîches *inoculées dans le tube digestif des cobayes* provoquaient, à la fin d'octobre dernier, de la diarrhée suivie, au deuxième, troisième et même cinquième jour, d'un état subit d'algidité amenant la mort en quelques heures, et que le cadavre des animaux présentait les signes classiques du choléra, ces mêmes cultures semblent être aujourd'hui inertes. Elles ne provoquent plus la diarrhée et ne donnent plus la mort. Lorsque, par quelque accident d'opération, l'animal vient à mourir, le cadavre ne présente plus les lésions caractéristiques.

Le *bacille-virgule* s'atténue donc par la culture, conclusion conforme, ce me semble, avec les travaux et les affirmations du Dr Ferran.

Puis une communication de M. Chauveau *sur l'atténuation*

du virus du sang de rate par la culture dans l'oxygène comprimé.

L'année dernière, M. Chauveau a fait connaître l'influence qu'exerce l'oxygène comprimé sur les cultures virulentes pour en amener l'atténuation, et depuis cette époque il n'a cessé de s'occuper de ce sujet, surtout au point de vue de l'utilisation de ces faits dans la pratique des inoculations préventives.

A la suite de ces recherches, il s'est demandé si l'atténuation est l'indice d'une transformation spécifique du virus ou bien si on doit la regarder comme le résultat d'une dégénérescence de famille microbienne, transmise héréditairement aux générations successives. Les résultats de cette étude en ce qui concerne le *sang de rate* peuvent se résumer ainsi :

1° Il suffit d'inoculer une seule fois les animaux pour les préserver d'une manière efficace, soit contre les inoculations expérimentales avec du virus fort, soit contre les effets de la contagion spontanée ;

2° Les cultures atténuées par l'action de l'oxygène comprimé sont aussi inoffensives que les cultures très atténuées obtenues avec les autres méthodes, et constituent ce que l'on appelle le premier vaccin charbonneux ;

3° Les cultures les plus atténuées sont encore actives et utilisables très longtemps après qu'elles ont été préparées, c'est-à-dire qu'elles conservent leurs propriétés pendant plusieurs mois sans qu'il soit nécessaire de prendre aucune précaution pour en assurer la conservation.

Et la conclusion à tirer, c'est que tout concourt à démontrer que les nouveaux virus sont plutôt, au moins pour le moment, de simples familles auxquelles on a réussi à imprimer quelques caractères spéciaux, certains signes de dégénérescence susceptibles de se transmettre par hérédité avec conservation de la tendance à revenir au type primitif, comme cela arrive dans les plantes et les animaux supérieurs.

M. Chauveau ajoute avec raison : « Quelle que soit, d'ailleurs, la nature de cette atténuation du virus charbonneux, la découverte qu'a faite M. Pasteur de sa transmission par hérédité n'en reste pas moins un fait de haute valeur, tant au point de vue pratique qu'au point de vue de la biologie générale. »

Je me contente de rapprocher des travaux du Dr Ferran les résultats obtenus par d'autres expérimentateurs dans l'étude du microbe du choléra ou de tout autre microbe, espérant que ce rapprochement donnera lieu à quelque instructive comparaison.

XII

Le Secret du Dr Ferran.

On a beaucoup fait de bruit autour de ce que l'on appelle le *secret* du Dr Ferran. Les documents que j'ai publiés, en montrant que Ferran, dans sa vaccination, inocule sa culture de Péronospora prise seulement à un moment donné, lorsqu'elle commence à se troubler et à perdre son alcalinité, ces documents, comme je l'ai toujours cru, prouvent que le médecin espagnol n'avait aucun procédé particulier d'atténuation de son liquide vaccin, et, par suite, aucun secret.

Voici de nouvelles données qui expliquent plus complètement les vues du Dr Ferran et les objections dont elles sont susceptibles.

M. le Dr Cameron, membre du Parlement anglais, avait écrit au Dr Ferran pour lui annoncer qu'il venait de publier en Angleterre une Revue de ses travaux et lui demander à ce sujet des feuilles de statistiques établissant la valeur de sa vaccination cholérique.

« ... Je vous réitère, cher Monsieur Ferran, disait en terminant sa lettre notre confrère anglais, l'assurance de ma profonde admiration pour la grande découverte que je crois que vous avez faite, et ma vive sympathie au sujet des obstacles stupides avec lesquels on a cherché à détruire l'œuvre bienfaisante à laquelle vous vous êtes consacré. Je déplore aussi l'accueil peu équitable et peu juste qu'on a fait à vos communications dans certaines parties du monde scientifique.

« Carlos CAMERON,
« *Représentant de Glascow au Parlement anglais.* »

Or de la réponse qu'a faite à cette lettre le Dr Ferran, il semble résulter qu'il n'est pas nécessaire, pour vacciner contre le choléra, d'inoculer le bacille-virgule même, mais qu'il suffit d'injecter du bouillon dans lequel ce microphyte aurait vécu. Cette lettre me paraît trop intéressante pour que je ne la donne pas entier; la voici telle que le *Temps* (23 juillet 1885) l'a traduite :

« Madrid, 15 juillet 1885.

« MON CHER COLLÈGUE,

« Je vous envoie les statistiques que vous me demandez; je dois vous annoncer qu'après avoir terminé la rude campagne que je soutiens, les statistiques seront faites avec plus de détails pour l'âge, la profession, le sexe, l'état social, etc., etc.; d'ailleurs, aucune de ces données ne manque dans mes carnets pour pouvoir faire plus tard un travail achevé. Il est déplorable de voir le peu d'intérêt que prend votre patrie pour une question que vous reconnaissez vous-même si importante.

« La prophylaxie d'une si terrible épidémie par le moyen de la vaccination est un fait acquis au point que le choléra est réduit, par elle, à une maladie commune des moins morbides.

« En supposant que, dans la moitié non inoculée d'une population de 20,000 habitants, l'épidémie dans un certain temps ait produit 419 invasions et 205 morts, dans l'autre moitié réinoculée, elle a produit, dans un temps égal et sur des individus de mêmes conditions, 59 invasions et 6 morts.

« Cette maladie étant causée par un empoisonnement aigu produit par un champignon vénéneux (le *koma-bacillus*), l'immunité s'explique par un phénomène d'accoutumance de l'organisme pour ce poison. Le microbe inoculé ne se généralise ni ne se reproduit dans le tissu cellulaire ; par conséquent, il n'y a aucun danger à l'employer pour la vaccination. L'action du vaccin est due à la substance active que forment dans leur protoplasma les germes inoculés. En injectant le microbe même mort, on produit des effets certains; sur ce point, j'ai quelques expériences qui me permettent de croire que j'ai rendu pratique le plus idéal des problèmes en matière de prophylaxie : le problème des vaccinations chimiques que j'ai depuis si longtemps dans l'esprit.

« Ceci étant établi pour le microbe du choléra, il ne sera pas difficile de l'établir aussi pour les autres microbes pathogènes dont la substance active sera de telle nature qu'elle ne s'altérera pas par les causes qui sont capables de détruire le microbe lui-même. Par conséquent, en séparant et même sans séparer du microbe son poison spécial, nous pourrons produire l'immunité avec une substance morte.

« Voyez, d'un autre côté, comme la science tend à l'unification. Les innombrables cas que la thérapeutique et la toxicologie nous offrent pour l'accoutumance à certains médicaments ne sont autre chose que des vaccinations produites par les mêmes médicaments; une seule différence paraît exister : elle consiste en ce que l'accoutumance produite par les microbes pathogènes paraît être beaucoup plus rapide et beaucoup plus persistante.

« Dans l'intoxication que nous appelons le choléra, de même que dans les autres intoxications, l'intensité des phénomènes cliniques est en relation avec le degré de réceptivité de l'individu intoxiqué et avec la quantité de poison diffusé dans l'organisme. Le poison cholérique est en rapport direct avec la quantité de microbes qui se reproduisent dans l'intestin; si cette quantité est assez considérable, le poison qu'elle produit dépassera rapidement les limites de la résistance maxima de l'indi idu.

« En supposant que ces phénomènes soient d'ordre pure-

ment chimique, je me vois obligé d'admettre que la substance
active a toujours la même composition, et qu'elle est douée
aussi d'une virulence et d'une toxicité toujours égales. Si les
résultats qu'elle produit diffèrent entre eux, cela tient à la
différence de la quantité de poison, à l'inégale réceptivité de
l'individu.

« Les pratiques d'atténuation employées jusqu'à aujourd'hui
se réduisent à diminuer la vitalité des microbes dans les milieux vivants : diminuer cette vitalité équivaut à limiter la
quantité de champignons qui peuvent se former, et par conséquent à limiter la quantité de poison.

« C'est en partant de ces principes que j'ai étudié l'atténuation des virus et leurs effets.

« J'appelle votre attention sur les tableaux statistiques que
je vous envoie : remarquez surtout ce qui se rapporte aux
villes de Benifayó et de Cheste : vous verrez combien mon
vaccin est puissant contre le choléra, puisque, après avoir vacciné la presque totalité de ces villes, l'épidémie s'est arrêtée
brusquement en cinq jours.

« Je ne vous raconte rien de ma lutte avec les Troyens et
les Grecs ; la lutte est la loi fatale du monde, et je me soumets
avec résignation à ses conséquences, avec la ferme espérance
que mon triomphe est au bout.

« Adieu, mon cher collègue.

« FERRAN. »

On le voit, la question s'élargit, comme le dit le Dr Respaut
dans les considérations dont il fait suivre cette lettre. « Il ne
s'agit plus seulement du vaccin du choléra, mais du vaccin de
toutes les épidémies dont on connaîtra le microbe. Jusqu'ici,
pour expliquer l'immunité donnée par un virus-vaccin, on
croyait généralement qu'un microbe, en se multipliant dans
l'organisme, enlevait à nos tissus une substance particulière à
l'espèce de ce microbe, indispensable à sa vie. Tant que cette
substance ne s'était pas reformée en lui, l'individu avait l'immunité contre le microbe de la même espèce. On s'expliquait

11

ainsi l'immunité donnée par une première atteinte contre une
deuxième dans une même épidémie lorsque le malade guéris-
sait; il avait subi une vaccination naturelle. Pour vacciner
artificiellement contre une maladie, il n'y avait donc qu'à diminuer assez la vitalité du microbe spécial à cette maladie
pour qu'il enlevât à l'organisme la substance nécessaire à sa
vie sans détruire nos tissus; il n'y avait qu'à atténuer le microbe et à l'introduire dans l'organisme. Voilà pourquoi on
croyait nécessaire cette introduction du microbe lui-même.

« Pour le Dr Ferran, ce n'est pas en enlevant à notre organisme une substance qui lui appartient que les virus-vaccins
agissent, c'est, au contraire, par l'apport d'une substance
étrangère, d'un poison créé par le microbe.

« Il n'y a plus qu'à vérifier l'exactitude de la théorie du
Dr Ferran. Il est facile de l'appliquer à la vaccination du charbon, à celle du choléra des poules, etc., et à voir si elle est
vraie. Si le médecin espagnol ne se trompe pas, il nous aura
donné bien autre chose que le vaccin du choléra, il aura tellement éclairé et simplifié la question si obscure des vaccinations que la découverte des vaccins de toutes les maladies épidémiques ne sera plus qu'une question de temps.

« Voilà donc tout le secret du Dr Ferran; il est bien plus
important qu'un simple tour de main de praticien de laboratoire.

« Mais, pour si digne qu'il soit de notre curiosité, ce secret
ne doit pas nous faire perdre de vue les résultats donnés par
la vaccination cholérique. D'après des documents que nous
avons sous les yeux, et tous portant la signature de médecins, l'action préservatrice des vaccinations est démontrée. »

Ces dernières lignes que j'ai transcrites intégralement ont
valu au directeur du *Temps* une réponse d'un sage médecin,
qui, sous le pseudonyme du Dr Philalethès, réfute les opinions
de son correspondant.

Comme l'auteur de cet article résume complètement l'état
actuel de la question Ferran — incertitude — je crois ne pou-

voir mieux clore, au moment où elle va paraître, cette brochure dans laquelle j'ai voulu réunir le plus possible de documents sérieux, qu'en reproduisant en entier cet article, aux conclusions duquel je m'associe pleinement :

« *Au Directeur du* TEMPS,

« Après les correspondances si pleines d'intérêt qu'il vous avait adressées d'Espagne, M. le Dr Respaut vient de publier dans le *Temps* un article qui, élargissant, comme il le dit lui-même, la question des vaccinations anticholériques, prétend attribuer à M. le Dr Ferran le mérite d'une découverte dont la portée serait immense.

« C'est à cet article que je voudrais répondre dès aujourd'hui. Il me paraît, en effet, nécessaire de ne pas laisser se propager des idées qui ont paru à la plupart de ceux qui ont étudié les maladies épidémiques et qui connaissent les travaux de M. Pasteur, aussi contraires aux lois de la pathologie générale que peu en rapport avec les faits que l'on considérait jusqu'à ce jour comme définitivement acquis.

« Tout en mettant en dehors d'un débat, auquel je voudrais conserver son caractère exclusivement scientifique, les questions personnelles, qui jouent un trop grand rôle dans les articles consacrés aux vaccinations anticholériques, et tout en rendant hommage à la sincérité de votre correspondant, il me paraît nécessaire, avant de discuter les conclusions de M. le Dr Respaut, de rappeler, aussi brièvement qu'il me sera possible, l'origine et l'état actuel des opinions de M. Ferran.

« Lorsque le médecin espagnol fit paraître dans la *Zeitschrift für Klinische Medicin* un travail sur la morphologie du prétendu bacille du choléra, du *Peronospora Ferrani*, les savants habitués aux études microbiologiques n'attachèrent que peu d'importance à un Mémoire qui leur semblait rempli d'erreurs et dénué d'autorité. L'évolution du microbe décrit par M. Ferran, ses caractères, les lois de sa reproduction, etc., ne ressemblaient en rien à ce que l'on sait de l'organisation et de la vie des bacilles. On n'eut pas de peine à montrer que, n'ayant en histologie pathologique qu'une éducation imparfaite, ne connaissant ni les instruments perfectionnés, ni la technique moderne, M. Ferran s'était trompé. C'est dans un autre journal allemand que M. Van Ermengem, qui était allé à Madrid en même temps que M. Brouardel, vient de faire voir que les prétendus oogones de M. Ferran n'étaient que des cristaux de forme et d'origine diverses. Devant ces critiques autorisées, le médecin espagnol dut reconnaître que ses recherches *scientifiques* sur la morphologie du bacille-virgule étaient erronées et déclarer qu'il avait modifié ses opinions à cet égard, « et qu'il n'attribuait plus à l'oogone, à l'oosphère et « au pollinide le rôle qu'il leur avait assigné dans son Mémoire « primitif ».

« On attendait dès lors un nouveau travail plus précis, plus conforme à l'observation rigoureuse *des faits*. Comme M. Ferran n'a rien publié qui puisse faire connaître sa nouvelle manière de voir, on est en droit de se demander ce qu'il sait de positif au point de vue de la morphologie des organismes qu'il considérait jadis comme les agents du choléra.

« Or, si M. Ferran a interrompu, comme il le déclare lui-même, ses études scientifiques pour se donner tout entier à des pratiques d'inoculation, il procède *empiriquement,* c'est-à-dire sans connaître dans tous leurs détails les éléments sur lesquels il opère, et non *scientifiquement,* comme l'a toujours fait M. Pasteur. Mais, s'il procède empiriquement, M. Ferran a-t-il au moins une méthode rigoureuse et toujours la même, ou bien modifie-t-il journellement les liquides qu'il inocule, de même qu'il change sa manière de voir au point de vue histologique ? Cette question n'est point indiscrète. Il est évident, en effet, que si les procédés d'atténuation varient, si le prétendu vaccin anticholérique n'est pas toujours semblable à lui-même, il ne s'agit plus d'une méthode de prophylaxie, mais d'expériences aléatoires faites sur l'homme, et que jamais un médecin soucieux de ménager la santé de ceux qui se confient à sa probité n'oserait tenter. Il est donc essentiel de savoir, par M. Ferran, si le liquide qu'il considère comme un vaccin anticholérique est toujours préparé de la même façon.

« C'est dans ce but que je viens de relire les lettres qu'il a écrites jusqu'à ce jour, ainsi que les communications officieuses et officielles qu'il a publiées; or, j'y vois toujours que *le secret* qu'il prétendait ne pas faire connaître était *un procédé d'atténuation* du virus cholérique. « Comment se fait-il, « écrit M. Ferran au Ministre du commerce, que la digne et « illustre Commission... s'obstine à poursuivre avec insis- « tance la connaissance de ce qui constitue *ma technique* « *d'atténuation du microbe?* » « Est-ce que l'on prétend, « écrit encore M. Ferran, que je fasse connaître *le secret du* « *procédé d'atténuation?* » On le voit donc, toujours et par- tout, il est question d'atténuation des virus. Cela est si vrai que dans le programme de recherches qu'il a fait publier dans le *Temps*, programme qu'il prétendait imposer aux missions scientifiques envoyées en Espagne, M. Ferran exigeait trois jours pleins *pour pouvoir atténuer* les cultures virulentes préparées par des savants étrangers.

« Grande a donc été ma surprise lorsque j'ai appris par l'article de M. le Dr Respaut qu'aujourd'hui M. Ferran « inocu- « lait à chaque bras une petite quantité de culture virulente « *non atténuée*, et que, dès lors, le médecin espagnol n'avait « *aucun procédé d'atténuation* et par conséquent *aucun* « *secret.* » Sans doute, M. le Dr Respaut renvoie le lecteur à la note adressée par M. Ferran à l'Académie des sciences. Mais cette note ne dit en aucune façon ce qu'on veut aujourd'hui en déduire, et d'autre part toutes les affirmations *écrites* de M. Ferran sont postérieures à sa publication.

« Il y a plus. Dans le but d'expliquer ce fait inexplicable que le virus cholérique peut être impunément injecté dans le tissu cellulaire, M. le Dr Respaut ajoute : « Absorbé par voie stoma- « cale, le bacille-virgule non atténué *pourrait tuer;...* injecté « au contraire dans le tissu cellulaire, il meurt rapidement. » Voici encore une assertion qu'auront bien de la peine à admettre ceux qui sont tant soit peu au courant des expériences faites jusqu'à ce jour avec les matières cholériques. Ne connaissent-ils pas toutes les difficultés que l'on éprouve pour déterminer des accidents par l'ingestion intrastomacale des virus et des venins, et tous les médecins n'ont-ils pas entendu parler des très ingénieuses expériences qui ont permis à M. Koch (de Berlin) de réussir, très exceptionnellement encore, là où tant d'autres avaient toujours échoué? Il reste démontré aujourd'hui que l'ingestion des matières cholériques est inoffensive. D'autre part, M. Ferran a affirmé lui-même qu'après les inoculations *sous-cutanées* d'un minimum de deux centimètres cubes les cobayes mouraient en quelques heures. Il est vrai que, dans sa note à l'Académie des sciences, M. Ferran déclarait que le sang des animaux inoculés renfermait des spirilles et des bacilles-virgules, tandis qu'il a reconnu devant M. Brouardel qu'il ne s'y rencontrait aucun élément figuré. Il est vrai aussi que dans les déjections des patients soumis aux inoculations préventives on cherche en vain les microbes. Que d'incohérences, que de contradictions dans cette série d'affirmations dénuées de preuves scientifiques! Et ne comprend-on pas, dès lors, la réserve de tous les hommes vraiment impartiaux?

« J'arrive, sans tarder, à la question la plus grave, et je voudrais chercher à faire comprendre ce qu'est devenue, après les fluctuations diverses qu'elle a traversées, l'opinion définitive de M. Ferran. Aujourd'hui, dit-il, le *koma-bacille* ou *bacille-virgule* n'est plus nécessaire. « La virulence est due « à la substance active que forment dans leur protoplasma « les germes inoculés; en injectant le microbe même mort, « on produit des effets certains. » Voici la doctrine nouvelle si riche, a-t-on dit, d'espérances et de promesses. J'ai hâte d'ajouter que M. le Dr Respaut déclare qu'il « n'y a plus qu'à « vérifier l'exactitude de la théorie du Dr Ferran. Il est facile, « dit-il, de l'appliquer à la vaccination du charbon, à celle du « choléra des poules, et à voir si elle est vraie. » Mais j'avoue qu'il m'est pénible d'avoir à affirmer ici que cette vérification

a été faite depuis si longtemps, et si bien faite que le doute
n'est permis à aucun de ceux qui ont suivi depuis quelques
années les travaux de physiologie. Est-il donc nécessaire de
rappeler que M. Pasteur a *prouvé* par d'innombrables expériences que, pour toutes les maladies dont le microbe a été
isolé et cultivé convenablement, le microbe, et *le microbe lui
seul,* propage et transmet la maladie. M. Ferran n'a certainement lu ni les discussions si mémorables cependant de l'Académie de médecine, ni le récit des expériences faites par
M. Toussaint. Il ne sait donc pas que M. Toussaint, invité par
M. Pasteur à reproduire dans son laboratoire les expériences
qui semblaient contraires aux siennes, a reconnu, avec la
loyauté qui convient à un savant digne de la considération et
de l'estime publiques, qu'il s'était trompé et que M. Pasteur
avait raison.

« Pourquoi donc revenir aujourd'hui sur des questions *depuis longtemps et définitivement résolues?* Pourquoi dire
que le secret du Dr Ferran est plus important qu'un simple
tour de main de praticien de laboratoire (!), quand nous savons que ce *praticien de laboratoire* qui s'appelle Pasteur
n'a jamais affirmé que des *faits* longuement et sérieusement
étudiés, loyalement soumis au contrôle de tous, et faciles à
vérifier par tous ceux qui ont une connaissance suffisante de
la technique microscopique?

« J'en ai dit assez pour faire voir pourquoi les hommes de
science et les médecins vraiment soucieux de la dignité de la
profession qu'ils exercent hésitent encore, pour la plupart, à
ajouter foi aux assertions du Dr Ferran. Les statistiques qu'il
vous envoie leur paraîtront suspectes aussi longtemps qu'il
n'aura pas scientifiquement établi la valeur de ses expériences, aussi longtemps qu'il n'aura pas prouvé qu'il injecte à
ceux qui se présentent à ses consultations autre chose qu'un
liquide stérilisé par l'ébullition, et partant aussi inoffensif que
peu comparable à un vaccin prophylactique du choléra. »

Ces réserves sont fort légitimes. Mais qui nous dira si, dans les procédés de culture que le Dr J. Ferran a appliqués au bacille-cholérigène, il n'y a pas réellement une découverte heureuse, quoi qu'en disent ses adversaires qui, à l'instar du médecin correspondant du *Moniteur*, veulent voir un danger public dans les inoculations préventives des maladies épidémiques, ou qui vont même jusqu'à accuser la ferranisation d'être la cause de la gravité effrayante qu'a prise l'épidémie cholérique en Espagne ?

Pour terminer enfin, je donnerai ici les dernières nouvelles, à la date de ce jour, intéressant la question Ferran :

A la suite de quelques accidents reprochés, à tort ou à raison, aux inoculations anticholériques, le gouvernement espagnol a exigé que toutes les injections vaccinatrices fussent pratiquées par le Dr Ferran seul, de sa main, en sorte que, même en sa présence, un autre médecin ne peut plus aujourd'hui faire de ces inoculations. Dans l'impossibilité de répondre à ces exigences, qu'on ne s'explique pas, en face du nombre considérable de gens qui demandent à être vaccinés, le Dr Ferran s'est vu dans l'obligation de suspendre ses pratiques, et il s'est rendu à Madrid pour conférer avec M. Villaverde, à ce moment gouverneur de la ville et aujourd'hui ministre de l'intérieur. Celui-ci a exigé que Ferran n'inocule personne dans la capitale — ce qui a été promis — mais aussi qu'il dépose au laboratoire de chimie de la Faculté de médecine tous ses liquides de culture, — ce à quoi le Dr Ferran n'a pas voulu consentir. En revanche celui-ci a demandé la nomination d'une Commission exclusivement scientifique qui fût chargée d'examiner tous ses travaux.

Dans cette interdiction à tout médecin espagnol de pratiquer des inoculations anticholériques, même avec un liquide vaccin fourni par le Dr Ferran, on ne peut voir qu'un acte arbitraire au premier chef, une atteinte illégale aux droits que confère, en Espagne, comme dans tout autre pays policé, le diplôme de médecin délivré par l'Etat. C'est là un véritable abus de pouvoir. Je sais qui, en France, et en pareille occurrence, élèverait une protestation énergique contre semblable conduite, indigne d'un gouvernement équitable et libéral. Tout médecin est responsable de ses actes, des remèdes qu'il emploie, et des opérations qu'il pratique. La vaccination cholérique est une de ces opérations que tout médecin a le droit de pratiquer, à ses risques et périls, dans le pays où il est autorisé à exercer son art.

Mais passons sur ces mesquineries misérables dont nos confrères de la Péninsule, s'il faut en croire leurs journaux, sont trop souvent victimes, non cependant sans protester courageusement contre elles.

En outre du gouverneur de Madrid, le Dr Ferran a vu MM. le Président du Conseil, le Ministre de la Justice et le Ministre de l'Intérieur. Ces hauts personnages, à ce qu'assure la *Higiene*, ont convenu avec lui qu'il mettrait en pratique ses inoculations dans trois localités désignées à cet effet. Le Dr Ferran en choisira une où l'épidémie ne sera qu'à son début, et deux autres où l'on jugera qu'elle a atteint son maximum.

Dans la première, il vaccinera, s'il est possible, tous les habitants.

Dans l'une des deux autres, il vaccinera seulement la moitié de la population, afin qu'on puisse juger des effets de la vaccine par comparaison avec la troisième localité, où les inoculations n'auront lieu seulement que lorsqu'on aura la certitude qu'en vaccinant tous les habitants à la fois l'épidémie cesserait dans une période de dix jours.

Parmi ces localités devra en figurer une qui aura été autrefois éprouvée par l'épidémie cholérique.

Le Dr Ferran sera accompagné probablement par une Commission officielle et par le Dr Gimeno.

On suppose que les localités choisies pour cette expérience, dont les résultats auront une importance majeure, seront *El*

Carpio, dans la province de Tolède; *Elda,* dans la province d'Alicante, et *Calatayud,* dans la province de Saragosse.

Attendons donc patiemment que l'Espagne, si intéressée dans ce grand débat de la Ferranisation, ait prononcé son verdict!

CONCLUSION

Il est temps de conclure! — Cette conclusion, dans l'état actuel des choses, je la prendrai au D' Th. Belval, rédacteur principal du *Mouvement hygiénique*, de Bruxelles :

« Que faut-il penser, en définitive, de la méthode Ferran? se demande notre confrère belge. Nous voyons que, autant la presse médicale espagnole est favorable, autant un grand nombre d'organes de la presse scientifique étrangère montrent d'opposition. Une opposition analogue a été faite à l'assertion de Koch, relativement au bacille-virgule. On a pourtant bien été forcé de reconnaître que ce bacille était absolument distinct de tous les autres qu'on a voulu lui assimiler, et qu'on le trouvait toujours dans les *dejecta* cholériques. L'opposition actuelle ne nous préoccupe donc point.

« Quant aux accidents que pourrait produire parfois l'inoculation Ferran, ils ne prouvent pas davantage. Qu'on songe aux faits analogues sur lesquels se basent triomphalement les antivaccinateurs pour constituer des ligues contre la vaccination antivariolique. Cela empêche-t-il cette vaccination d'être positivement un préservatif contre la variole? Et cependant elle ne préserve pas tout le monde et la durée de son action préventive est très variable. Il est des personnes qu'on ne parvient jamais à revacciner. Il en est d'autres qui présentent, au contraire, une grande aptitude à la réinoculation. Que des inoculés par la méthode Ferran puissent encore contracter la maladie et même lui fournir des victimes, ce serait là un fait qui lui serait commun avec toutes les autres méthodes d'inoculation préservatrice. Ce n'est pas l'immunité absolue qu'elles procurent, c'est l'immunité relative, c'est-à-dire que là où l'absence de cette mesure prophylactique permet, par exemple, 50 % de cas de maladie, l'inoculation généralisée ne laissera plus paraître que quelques pour cent d'individus atteints; et encore ces atteintes seront-elles généralement très bénignes et ne donneront-elles plus de décès que dans une proportion infinitésimale.

« Tout cela, d'ailleurs, était un champ d'étude qui était loin d'être connu quand il ne s'agissait encore que de la vaccine; les découvertes de Pasteur en ont reculé les limites hors de vue. Aussi nous semblent-elles rendre bien téméraire l'affirmation que telle ou telle découverte ne peut pas être, uniquement parce qu'elle déroute nos prévisions et les systèmes que nous avions édifiés. Pasteur aussi a été vivement combattu; cela empêche-t-il ses méthodes d'inoculation et contre le rouget et contre le charbon d'être aujourd'hui officiellement préconisées? La méthode Ferran paraît basée sur les travaux de Pasteur. Pourquoi s'occuper seulement de chercher tous les points qui peuvent faire douter de sa valeur?

« Nous ne nous arrêterons pas ici à parler de la morphologie du parasite lui-même, bien que les affirmations des Mendez, des Carreras Arago et de bien d'autres ne nous semblent pas à dédaigner, surtout quand des micrologistes comme Van Ermengem retracent des formes qui ont une grande analogie avec certaines de celles que signale Ferran. Cette question sera reprise évidemment plus tard.

« Mais le point qui nous paraît mériter tout particulièrement l'attention, c'est que les inoculés se montrent réfractaires à une seconde inoculation. Le fait est affirmé d'une manière catégorique par les médecins d'Alcira, entre autres. L'inoculation première a donc créé une immunité réelle contre quelque chose de primitivement actif. Or, cette inoculation première était faite avec un liquide ne contenant que des microbes en virgule, affirme la Commission d'enquête. Ceux-ci ne trouvent donc plus, la seconde fois, le terrain dans les mêmes conditions de réceptivité que la première; c'est là le fait primordial en cette occasion. Nous n'en conclurons nullement que la méthode Ferran doit être considérée, dès maintenant, comme offrant une garantie absolue contre le choléra; mais, l'hygiène publique ne pouvant que désirer vivement une solution aussi favorable, nous faisons des vœux pour que l'essai soit largement expérimenté, puisque les populations semblent si bien disposées à s'y prêter, et permette une constatation de nature à trancher les doutes »

Je m'associe pleinement aux vœux de mon confrère de Bruxelles, et, convaincu comme je le suis de l'honnête sincérité du Dr Ferran, je fais des vœux pour qu'il sorte victorieux de la lutte dans laquelle l'ont entraîné son amour de la science et son dévouement pour l'humanité. Quelle que doive en être l'issue, j'ose espérer qu'elle sera tout entière à l'honneur du courageux médecin de Tortosa et de sa malheureuse patrie, dont les cruelles épreuves mériteraient d'être compensées par une de ces découvertes immortelles comme le serait celle de la véritable vaccination cholérique!

FIN.

TABLE DES MATIÈRES

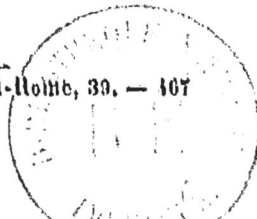

Toulouse, Imprimerie Douladoure-Privat, rue Saint-Rome, 39. — 407

TRAVAUX DU Dr E. DUHOURCAU

(DE CAUTERETS)

1. Étude sur les eaux de Cauterets, Thèse de doctorat. — Paris, imp. A. Parent, 1873.

2. La sulfurométrie appliquée aux sources de Cauterets. In-8, 104 pages. — Paris, V.-A. Delahaye et Cᵉ, 1876.

3. Du traitement de la pleurésie chronique par les eaux thermales sulfureuses de Cauterets. In-8. — Paris, 1877.

4. Sources et établissements du Petit-Saint-Sauveur à Cauterets; 1878.

5. De l'alcalinité des eaux sulfureuses des Pyrénées, et en particulier des eaux de Cauterets. (Extrait des *Annales de la Société d'hydrologie médicale de Paris*.) In-8; 1879.

6. De la nature du principe sulfuré des eaux de Cauterets (in *Cauterets-médical*, et Extrait d'un Mémoire récompensé par l'Académie des Sciences de Toulouse); 1880.

7. Aperçu historique sur la station thermale de Cauterets ; 1880.

8. Esquisse géologique sur Cauterets, ses montagnes, ses sources et ses vallées; 1881.

9. Art. Cauterets, in *Guide aux villes d'eaux*, du Dr MACÉ. — Paris, 1881.

10. Les eaux sulfureuses et la métallothérapie, etc. (Extrait des *Annales de la Société d'hydrologie médicale de Paris*.) In-8; 1881.

11. Cauterets, ses eaux minérales et leurs effets curatifs. In-12, 110 pages. — Paris, V. A. Delahaye et E. Lecrosnier, 1882.

12. De la valeur des eaux de Cauterets dans le traitement de la phthisie pulmonaire. (Mémoire lu au Congrès médical international de Séville (Espagne) en avril 1882) ; traduit en espagnol par le Dr J. MADERA; 1882.

13. Traitement de la syphilis par les eaux sulfureuses, et en particulier par les eaux de Cauterets. (Extrait des *Annales de la Société d'hydrologie médicale de Paris*, t. XXVIII). — Paris, A. Delahaye et E. Lecrosnier, 1883.

14. Recueil d'observations sur l'effet des eaux minérales de Cauterets, par Antoine, Théophile et François DE BORDEU, médecins, annoté par le Dr DUHOURCAU. — Pau, G. Cazaux, libraire-éditeur, 1883.

15. L'air des montagnes et l'air de la mer; de leur pureté en microbes et de leur teneur en produits gazeux divers. — Toulouse, Éd. PRIVAT, libraire-éditeur, 1884.

16. Un document inédit intéressant l'histoire de Cauterets, avec notes. — Toulouse, Éd. Privat, 1885.

17. Le Peronospora Ferrani, agent infectieux du choléra, et la Vaccination cholérique, avec planche. — Toulouse, Éd. Privat, 1885.

18. Phtisie laryngée, eaux sulfureuses et trachéotomie. (Mémoire lu à la Société française d'otologie et de laryngologie : discussion et réponses). — Toulouse, Éd. Privat, 1885.

EN COLLABORATION AVEC M. LE Dr F. GARRIGOU (DE LUCHON).

Source du Rocher et Établissement des Néothermes, à Cauterets. — Paris, 1882.

2. Revue médicale et scientifique d'hydrologie et de climatologie pyrénéennes (années 1884-1885). — Éd. Privat, libraire-éditeur, 45, rue des Tourneurs, à Toulouse.

---

www.ingramcontent.com/pod-product-compliance
Lightning Source LLC
Chambersburg PA
CBHW060605210326
41519CB00014B/3572